平. 1655.

B. q

QUELQUES MOTS

sur

LA LUXATION SPONTANÉE DU FÉMUR,

SUIVIS

D'UN CAS DE GUÉRISON DE CETTE MALADIE;

PAR

V. TRINQUIER,

Docteur et Professeur Agrégé de la Faculté de Médecine de Montpellier ; Membre de plusieurs Sociétés savantes,
Médecin-Directeur de l'Établissement Orthopédique de la même ville.

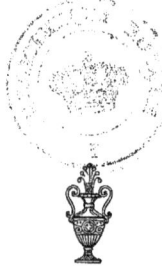

MONTPELLIER,
DE LA TYPOGRAPHIE DE PIERRE GROLLIER, RUE BLANQUERIE, 18.

1845.

AVANT-PROPOS.

Élève et collaborateur du célèbre Delpech, j'ai étudié, pratiqué tout ce qui est relatif à l'art de restaurer les formes, dans son établissement, dont je fus, dès 1830, le médecin directeur. — Cette étude, cette pratique se sont continuées depuis sa mort; elles se continuent encore dans ma maison d'orthopédie de Montpellier. — Des faits nombreux, intéressants sur les difformités de toute espèce, ont été soumis à mon observation depuis cette époque. Je n'ai pas considéré leur traitement seulement au point de vue de la mécanique ou de la chirurgie, comme on l'a fait en d'autres lieux, mais principalement au point de vue des causes et de la thérapeutique médicale. — L'ouvrage de Delpech sur l'orthomorphie n'a pas encore été dépassé, surtout pour ce qui est relatif aux causes, au diagnostic, quoique l'art se soit enrichi de faits, de procédés mieux appréciés. — J'ai suivi ses traces, m'appliquant spécialement au meilleur mode de traitement qu'exigent les cas divers des malades atteints de quelque difformité. — La mécanique, que j'ai modifiée en plusieurs points, est employée dans mon établissement concurremment avec les remèdes indiqués, et un régime approprié; quelquefois elle n'est que secondaire, la cause dominant tellement dans l'état maladif, qu'elle seule doit attirer l'attention du médecin qui voit au-delà de la lésion matérielle. — De plus, j'use sur une grande échelle de la gymnastique, mais employée avec l'intelligence des cas divers qu'offrent la maladie, l'âge, le tempérament, le sexe.

En attendant que le temps, des recherches plus nombreuses me permettent de produire un ouvrage auquel je travaille sur les *formes humaines* considérées dans leur état normal, pathologique et curatif, — je publie un Mémoire sur les contractures, sujet palpitant d'actualité. Une partie est déjà imprimée ; elle est précédée d'un précis historique sur l'art orthopédique, et d'un discours sur les formes normales. — Aujourd'hui, je profite de l'occasion d'un fait de fémoro-coxalgie que j'ai traitée et guérie, pour exposer quelques idées pratiques sur cette affection si commune. — Je n'ai pas voulu faire un traité complet, mais seulement résumer ce qui a été dit d'essentiel, sur les causes, le diagnostic, le traitement. Ce dernier laisse beaucoup à désirer, soit pour les remèdes internes, soit pour l'emploi rationnel des moyens chirurgicaux, ou orthopédiques. — Il me semble qu'on désespère trop de ces luxations spontanées quand elles s'accompagnent de symptômes graves ; et que, les craintes relatives à la possibilité de la réduction, sont exagérées. Quoi qu'il en arrive, il y a, dans les cas les plus désespérés, quelque chose à tenter en faveur des malades ; et c'est peu médical de ne pas faire ce qui est humainement possible pour éviter ou détruire, par des moyens convenables, une difformité du membre inférieur qui influe d'une manière si fâcheuse sur la santé et même sur le moral.

Montpellier, le 1er Janvier 1845.

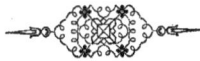

QUELQUES MOTS
SUR LA LUXATION SPONTANÉE DU FÉMUR.

CONSIDÉRATIONS GÉNÉRALES.

L'articulation coxo-fémorale est, plus souvent que les autres articulations, le siége d'affections d'autant plus graves , qu'elle a plus d'étendue , qu'elle a plus d'importance sous le rapport de ses fonctions et de la puissance de ses leviers. Par sa position même la hanche est plus exposée aux causes nombreuses de maladies, qu'elles proviennent d'un agent externe, ou d'un vice, d'une affection internes ou constitutionnels. Cette affection est désignée sous le nom de *luxation spontanée du fémur.* Il est important de distinguer deux ordres de causes, quoique, à vrai dire, elles se succèdent ou se supposent les unes les autres ; cette distinction est nécessaire , en ce sens , que lorsque la cause externe, un choc, une chute , une violence prédominent, la maladie a un caractère plus franchement inflammatoire, une marche plus rapide, à moins que la constitution du blessé ne soit éminemment scrofuleuse ; tandis que dans les cas beaucoup plus nombreux, ou les causes sont principalement internes ou constitutionnelles, il en résulte une véritable affection coxo-fémorale, ayant ses périodes, sa marche plus ou moins lente, ses terminaisons marquées. Cette différence peut servir à expliquer les dissidences d'opinion manifestées par les divers auteurs qui ont traité de cette maladie.

CAUSES.

1º Au nombre des causes internes il est urgent de mettre en première ligne les dispositions anormales de l'articulation : je ne parle pas des vices de conformation , soit congénitaux , soit acquis , qui ont pour résultat le défaut de rapport des surfaces articulaires ; mais je dois signaler la laxité des ligaments , et la débilité des muscles. Hippocrate avait parlé de cette dispo-

sition qu'il explique comme il suit : « On voit bien des gens d'un tempérament humide, en qui les articulations sont si lâches qu'ils se disloquent
les membres à volonté, et les remettent à leur place sans douleur.... Dans
ceux qui ont des membres bien charnus, les luxations sont difficiles; les
personnes maigres et décharnées y sont plus exposées; on en voit une
preuve manifeste dans les bœufs; leur fémur se luxe facilement à la cavité
cotyloïde lorsqu'ils sont le plus maigres; c'est à la fin de l'hiver, et les luxations leur arrivent souvent à cette époque (1). » — Des faits analogues ne
sont pas aussi rares qu'on le pense. On lit dans l'*Anatomie Médicale* de
Portal, t. I, p. 471, que l'abbé de Saint-Benoît, résidant à Montpellier
quand Portal y étudiait en médecine, se déplaçait à volonté le fémur de
la cavité cotyloïde et l'y rentrait. « Un chirurgien des environs de Troyes
(Aube) jouit depuis son enfance de la faculté de se luxer à volonté la
cuisse en haut et en dehors; il la réduit avec la même facilité sans y
appliquer la main, et la rentrée de l'os dans la cavité est accompagnée d'une
manière bien distincte du bruit que tous les chirurgiens connaissent. Cette
laxité des ligaments ne nuit en rien à la solidité, et le même individu peut
soutenir, sans se fatiguer, une marche et même une course de longue
haleine. » — Qu'une maladie arrive au milieu de ces conditions, et l'on
peut être assuré qu'il surviendra une affection plus grave, une luxation
prompte. Au reste, les chirurgiens du siècle dernier donnaient pour cause
prédisposante à la luxation du fémur, le relâchement des ligaments *abreuvés
d'humeurs glaireuses* et la débilité, la paralysie des muscles. Les ortho-
pédistes savent aussi qu'un grand nombre de déviations du rachis sont accompagnées ou favorisées par le relâchement des ligaments des vertèbres,
par l'engorgement des fibro-cartilages inter-vertébraux. Pourquoi le même
phénomène morbide n'aurait-il pas lieu dans les autres articulations et dans
celle coxo-fémorale?

Toutefois, cet état morbide des ligaments, qu'il soit primitif ou consécutif dans l'ordre des altérations articulaires, est subordonné à l'action
d'autres causes, sous l'influence desquelles la maladie s'est préparée et s'est
développée. De ce nombre sont les vices constitutionnels; le dépérissement

---

(1) *Traité des Articles.*

général du corps et même l'inflammation quelle que soit son origine. J'aurai soin, en détaillant les causes, d'indiquer celles qui favorisent ce relâchement.

1° Les scrofules sont très-communes, surtout chez les enfants, qu'ils appartiennent à la classe riche ou à la classe pauvre; qu'ils vivent au sein des villes ou dans les campagnes; chez les uns, elles surviennent par défaut de soin, de nourriture et de vêtements convenables; chez les autres, par excès dans le boire et dans le manger, défaut d'exercice, respiration d'un air vicié. Or, la constitution scrofuleuse, le tempérament lymphatique sont des états généraux qui se manifestent très-souvent par les maladies articulaires; on sait que les tumeurs blanches du genou appartiennent principalement aux individus ainsi constitués. Il en est de même de la luxation spontanée du fémur; et l'on peut dire que cette cause générale est une des plus actives, des plus fréquentes. Elle a été surtout notée par les auteurs qui se sont occupés médicalement de cette affection. Lalouette a rencontré quelques sujets, dans lesquels il a vu le virus écrouelleux, après avoir donné des signes non-équivoques de son existence, soit sur les glandes, soit sur la peau, se réfugier dans la substance des os du bassin, environner la partie postérieure de la cavité cotyloïde, gêner les mouvements de la cuisse et même empêcher les malades de marcher; il ajoute qu'en observant avec soin cette jointure, on s'aperçoit que la tête du fémur s'éloigne de la cavité; et qu'en effet elle s'en éloigne insensiblement, de sorte qu'elle en est enfin chassée (1).

Vers la fin du 18e siècle, le célèbre Portal, dans son *Traité du Rachitisme*, où il commence par dire que *c'est effrayant le nombre d'enfants rachitiques qu'on voit dans les rues de Paris*, consacre un Mémoire à la luxation spontanée du fémur; il l'attribue dans tous les cas au vice scrophuleux, disant que les luxations sont occasionnées par le gonflement de la glande synoviale. « N'ayant aucun espace vide entre les parois de cette cavité et la tête du fémur, celle-ci en est expulsée lorsque la cavité vient à diminuer de capacité, ce qui arrive par différentes causes et principalement par le gonflement de la glande innomminée; selon cet auteur, ce rappetissement

---

(1) *Traité des scrofules*, par P. Lalouette, t. Ier, p. 74.

est plus fréquent qu'on ne pense; il est souvent, non l'effet de l'inflammation, ni l'effet des chutes, ni des efforts, mais de l'engorgement scrofuleux auquel cette glande est sujette, abreuvée de l'humeur scrofuleuse, elle se gonfle, se tuméfie, se durcit, pousse la tète de l'os fémur de dedans en dehors de la cavité cotyloïde, et enfin, l'expulse (1). — Hufleland (2) et Lepelletier (3), dans leurs ouvrages respectifs, attribuent aussi cette affection principalement au vice scrofuleux. Boyer lui-mème dit que parmi les causes des luxations spontanées du fémur, le vice scrofuleux est celui qui la produit le plus souvent (4).

3° Le rhumatisme a une grande influence sur la production de la fémoro-coxalgie, moins comme agent provocateur que comme état prédisposant; l'expérience, l'observation ont prouvé que cette irritation, presque spécifique, d'une singulière mobilité, d'une ténacité remarquable, affectait les muscles, probablement dans le tissu cellulaire inter-fibrilaire, les expansions tendineuses, les ligaments, mais qu'elle avait une prédilection pour les membranes séreuses; ce qui explique la cause de beaucoup d'arachnitis, celle du plus grand nombre des pleurésies, et même des péritonites; les synoviales articulaires sont donc elles-mêmes exposées à cette irritation rhumatique. On ne saurait en douter dans une foule de cas où les causes produisant le rhumatisme ont seules agi. Dans beaucoup d'autres, elles y entrent comme un élément de plus.

Presque tous les auteurs qui ont traité de cette affection de la hanche, ont signalé cette cause comme une des plus importantes, soit seule, soit combinée avec d'autres. Ce sont surtout ceux qui ont observé la luxation spontanée du fémur dans les pays humides, et chez les jeunes gens; d'abord Boyer; ensuite Larrey, selon lequel cette maladie serait le résultat d'un principe morbide spontané rhumatismal ou scrofuleux; le principe rhumatismal la déterminant chez les adultes, le scrofuleux chez les enfants. Il s'occupe principalement de la première, parce qu'il a eu

(1) *Observations sur la nature et le traitement du Rachitisme*, p. 313. Paris, 1797.

(2) *Traité de la maladie scrophuleuse*, p. 107. In-8°. Paris, 1821.

(3) *Traité complet de la maladie scrophuleuse*, p. 191. In-8°. Paris, 1818.

(4) *Traité des maladies chirurgicales*, t. IV, p. 307.

l'occasion de la rencontrer plus souvent ; selon ce chirurgien, la fémoro-
coxalgie rhumatismale attaque rarement les âges extrêmes, se manifestant
ordinairement depuis l'époque de la puberté jusqu'au commencement de l'âge
viril. Le développement de cette maladie, dit-il, se fait avec d'autant plus
de facilité et de promptitude, que les sujets sont exposés à un ensemble de
vicissitudes dont les effets portent sur les systèmes fibreux et ligamenteux·
Les jeunes soldats, assujettis aux marches pénibles des armées, destinées
à de longues campagnes et à parcourir les climats froids, y sont le plus
exposés ; c'est ce qu'il a remarqué particulièrement à la suite des longues
et pénibles campagnes de Pologne et de Russie (1).

Selon Dzondi, auteur allemand (2), la luxation spontanée du fémur
reconnaît pour cause une irritation rhumatique, c'est-à-dire, la suppression
ou la répercussion de la respiration cutanée, dans un moment où ces fonctions s'exécutent avec un grand degré d'énergie : il dit que, le plus souvent,
la maladie se produit non parce que le corps entier se trouvait exposé à
un air froid et humide, mais seulement lorsque la partie devant être le siége
du mal était au moment du refroidissement, dans un état accidentel·
d'excitation, d'élévation de température, de transpiration abondante.
C'est pourquoi les enfants étant placés ou assis sur la terre ou sur l'herbe
en sortant des bras de leurs bonnes, sur lesquels le *derrière* s'est échauffé,
ont inévitablement la transpiration de ces parties brusquement supprimée.
Il en est de même lorsqu'ils commencent à courir et qu'ils s'asseyent sur
le sol froid et humide, étant en sueur ; les adultes de la classe laborieuse,
surtout dans les campagnes, commettent souvent la même imprudence ;
aussi, dit-il, la luxation spontanée est-elle fort commune en Hollande
dont le sol est toujours humide, ou les enfants restent assis longtemps
sur le plancher, ou à l'entrée des maisons, où on les laisse souvent sur
des linges humides.

On compte aussi, au nombre des causes prédisposantes, la syphilis constitutionnelle ; plusieurs faits observés par différents auteurs, prouveraient

(1) *Clinique chirurgicale*, t. III, p. 133.

(2) *Annales générales de Méd.*, t. IV, p. 302. 1834.

cette influence. Le vice herpétique, lorsqu'il y a eu répercussion de quelques éruptions cutanées; les suites débilitantes de la coqueluche, de la variole, de la scarlatine, des fièvres longues et graves, enfin, une dentition orageuse, et l'action d'un mauvais lait, sont autant de circonstances qu'on peut noter. Il est à présumer que ces causes n'agissent pas isolément, mais combinées avec d'autres circonstances dont le concours décide l'apparition de la maladie.

4° Une disposition à la fémoro-coxalgie, peut exister à l'état latent, des mois, des années entières, et même disparaître par des modifications avantageuses opérées par des changements dans le régime et l'éducation ; il faut, pour qu'elle se manifeste, une occasion, une cause déterminante au moins dans le plus grand nombre de cas. Or, cette cause est le plus souvent externe; pour les uns, c'est une chute sur les pieds, les genoux ; sur la hanche, un coup sur cette partie, un effort qui écarte le membre au-delà des limites déterminées pour ses mouvements ; chez d'autres ce sera la suppression de quelque émonctoire artificiel, de quelque écoulement périodique; la suppression de la transpiration cutanée, ou l'application du froid, le corps étant en sueur, etc.

Les premières déterminent une inflammation dans les parties articulaires, dont le caractère peut être modifié par la constitution du blessé, mais qui, le plus souvent, a une marche plus nette et plus rapide ; il en résulte la luxation spontanée du fémur; ce sont des faits semblables qui ont fixé l'attention de J.-L. Petit et qui l'ont porté à attribuer à la même cause toutes celles qui proviennent principalement de vices constitutionnels. Plusieurs chirurgiens de son époque, et même quelques-uns de ceux qui sont venus après lui, l'ont imité dans ses assertions, notamment Sabatier, Larrey, etc. Quant aux secondes, elles supposent toujours un principe morbide interne, et ne servent, à vrai dire, qu'à en favoriser l'apparition. On conçoit que cette distinction est importante moins pour le diagnostic que pour les indications thérapeutiques. Cela explique aussi la diversité des traitements fondés sur la nature présumée de la maladie.

Ainsi la véritable fémoro-coxalgie est une affection qui provient de deux causes réunies, l'une interne, prédisposante, tenant au mode morbide de l'organisme; l'autre externe, déterminante, agissant de manière à provo-quer une maladie principalement inflammatoire, quoique pouvant être modifiée dans sa nature, dans sa marche, par suite, dans son traitement, par la constitution du blessé.

Je dois rappeler un fait de l'ordre pathologique, auquel on fait en géné-ral trop peu attention. C'est une espèce d'idiosyncrasie, une tendance, une disposition de certains organes à être affectés préférablement aux autres. Cela a lieu pour les articulations, et quelquefois pour une seule, comme celle du genou, de la hanche. Des exemples de ce genre seraient plus nombreux si on observait avec soin les malades dans leur vie passée et présente. J'en ai vu plusieurs; je me contente de citer le suivant, parce qu'il porte l'attestation de deux professeurs de la Faculté. Mlle G., six mois après une chute sur le genou, vint à Montpellier; elle fut visitée par M. Lallemand et M. Rech; elle avait tous les signes caractéristiques d'une luxation spontanée du fémur : claudication, douleur dans l'articulation coxo-fémorale qui se répétait sympathiquement dans celle du genou, et qui même était tellement vive dans cette dernière, que la malade y plaçait tout son mal, enfin, la prolongation du côté affecté. —Des saignées locales, le repos et les vésicatoires eurent un heureux résultat; au bout de trois mois, la douleur de l'articulation supérieure avait presque entièrement disparu, et le raccourcissement de l'extrémité malade prouvait que la tête du fémur avait repris sa position naturelle. Mais il restait encore de la douleur dans l'articulation coxo-fémorale, une plus vive dans celle du genou, et de la difficulté pour mouvoir l'extrémité inférieure affectée. C'est en cet état que, vers le quatrième mois de son séjour à Montpellier, Mlle G. quitta cette ville pour se rendre chez elle, ou elle continua ce trai-tement si heureusement commencé; il lui fallut plus de six mois encore pour se remettre entièrement. — Cette jeune personne avait un tempérament lymphatique très-prononcé. Sa maladie eut lieu en 1826. — Quelque temps après elle éprouva, dans l'articulation du genou droit, des douleurs et un relâchement dans les moyens d'union, tels qu'elle ne pouvait s'en servir. — Elle garda le repos et fit des remèdes pendant un temps qui n'a pas été précisé. — Elle était entièrement libre de ses jambes, quoi-qu'elle ressentît de temps à autre des douleurs dans les articulations déjà affectées, lorsque, dans un faux pas, elle éprouve une sensation au genou du côté gauche, et ne peut plus marcher; la rotule s'était fracturée, vers sa portion moyenne. Malgré tous les soins donnés en cette circonstance la consolidation ne fut pas entière ; et, en voulant se lever, quelques temps après, il se fit une nouvelle fracture; alors elle resta au lit pendant un an et quelques mois.

C'est pour remédier au fâcheux effet de ce dernier accident que je fus appelé en 1843. Je m'occupai de modifier son tempérament par des remèdes intérieurs et des frictions, et je lui fis construire un appareil disposé de manière qu'elle pût marcher sans s'exposer à des accidents semblables, comptant sur l'exercice pour fortifier les membres, et particulièrement l'articulation de ce genou. — Lorsqu'il fallut la faire marcher, je m'aperçus que le côté droit était plus court d'un demi-pouce, et pourtant la tête du fémur était dans la cavité cotyloïde ; la douleur du genou gauche se réveilla, elle parut aussi dans d'autres articulations; l'exercice, un bon régime, et des remèdes intérieurs ont guéri cette demoiselle. Voilà un cas remarquable sous le rapport de cette disposition qu'ont certaines personnes a avoir les articulations plus spécialement affectées.

DIAGNOSTIC.

Les phénomènes par lesquels se manifeste cette grave maladie, sont différents, non-seulement selon la période du mal, mais encore selon l'âge, le sexe, la constitution et les causes dont l'action en a préparé ou déterminé l'invasion. On a bien cherché a en établir selon la nature de la lésion, mais les faits d'anotomie pathologique ne sont pas assez nombreux pour la première période, et non pas été assez exactement comparés avec les symptômes concomitants. Il me semble aussi que les opinions variant sur ce qu'on nomme *carie*, il doit résulter de cette divergence une autre difficulté.

Il y aurait plus de vérité à dire que souvent la marche et l'intensité sont relatives au degré de sensibilité, d'irritabilité des individus qui en sont affectés. Quoi qu'il en soit, cette affection si fréquente, offre quelque chose d'insolite, de spécial qui ne permet pas de la confondre avec des maladies de la même partie. Les difficultés ne sont pas dans le diagnostic différentiel, mais dans les symptômes eux-mêmes.

Quelles que soient les divisions admises pour séparer les phases de la fémoro-coxalgie en périodes, il y aura toujours des phénomènes symptomatiques essentiels qui se succèdent avec plus ou moins de régularité, plus ou moins de lenteur, suivant une foule de circonstances appartenant, soit à l'individu affecté, soit aux modificateurs externes. Ces phénomènes sont les douleurs, l'engorgement des parties, la claudication, l'alongement du membre, son raccourcissement avec ou sans suppuration, abcès profond, carie des os.

Si la maladie atteint un individu à constitution robuste, et si elle a été déterminée par une violence extérieure, la douleur sera vive, intense, prompte à envahir les organes articulaires, la réaction forte, la marche rapide. Lorsque des conditions inverses existent, c'est-à-dire, si l'individu est doué d'une constitution scrophuleuse, ou s'il porte en lui quelque discrasie rhumatismale, arthritique, psorique, ou mêmes syphilitique, les phénomènes morbides sont moins intenses, leur marche est plus lente, et la douleur existe quelquefois à l'état latent, avant de se manifester d'une manière vive; ce sont les deux extrèmes d'une série de phénomènes, qui renferment des modes très-divers, mais il faut tenir compte, dans l'appréciation de la douleur, de la susceptibilité ou l'irritabilité nerveuse du malade.

On a dit que, dans les cas où l'affection commençait par les synoviales, cette douleur est plus vive qu'elle ne l'eût été dans toute autre circonstance, ce serait alors une irritation rhumatismale fixée sur ces membranes, comme cela arrive dans les pleurésies, ou dans d'autres états morbides; on ne peut pas rendre raison de ce qui se passe alors; il y a dans toutes ces distinctions, plus d'hypothèses qu'on ne le croit. — Il serait mieux de penser, ce me semble, qu'une articulation est un organe composé d'un certain nombre de parties destinées à l'accomplissement d'une fonction importante; je crois que toute articulation doit être affectée dans son ensemble, quoique les désordres subséquents soient plus distincts ou plus intenses dans une ou plusieurs de ses parties constituantes; désordres qui, eux-mêmes, ont besoin d'être encore mieux étudiés, et plus souvent observés.

1° Quoi qu'il en soit, la douleur est le premier phénomène qui paraît;

quel que soit son degré de développement et d'accuité, elle ne tarde pas à devenir assez intense pour provoquer la fièvre, suspendre le sommeil et briser les forces du malade. Tous les auteurs assurent que ce symptôme ne manque jamais au début et qu'il se continue avec des variations et des intermittences, jusqu'à la guérison ou la destruction des parties molles et dures ; alors elle change de caractère. — Elle a son siége au voisinage de la hanche, tantôt au niveau de l'articulation, tantôt au-dessus ou au-dessous et fort souvent dans le pli de l'aine ; c'est dans ce point que Samuel Cooper conseille d'explorer l'articulation. — On voit dans beaucoup de cas, qu'elle n'est ni fixe ni continue, se faisant sentir par intervalles, ou bien changeant de place, mais elle ne tarde pas à se fixer sur un point d'où elle s'étend peu à peu dans toute la cuisse. Il y a très-souvent au commencement un sentiment de faiblesse notable dans la cuisse, qui est fatiguée au moindre mouvement, et de la raideur, ainsi que l'engourdissement du membre, qui sont plus considérables le matin en sortant du lit, que le soir.

Cette douleur a presque toujours le caractère des douleurs rhumatismales : ce sont tantôt des élancements vifs et passagers, tantôt une sensation de brûlure ou de térébration ; tantôt une pression sourde, ou même un sentiment incommode de malaise, de pesanteur, de tiraillement. Elle s'accompagne bientôt d'une douleur au genou du même membre, phénomène singulier, constant dans cette affection, dont on explique différemment l'existence ; elle est quelquefois si vive qu'elle fixe sur elle seule l'attention du malade et du médecin, circonstance qui a été cause, plusieurs fois, d'erreurs dans le diagnostic. Il est facile de distinguer le siége du mal, car, à moins que le genou ne soit réellement gonflé, enflammé, ce qui est rare, il est exempt d'irritation, il est indolent à la pression, tandis que le moindre mouvement imprimé au fémur, soit de côté, soit de bas en haut, fait crier le malade.

On met en avant la sympathie, pour en expliquer l'apparition, mais ce mot ne rend pas suffisament raison de ce phénomène insolite et constant. Ce serait plausible si elle pouvait se faire par l'intermédiaire de quelque nerf important, mais son siége, ses variations se prêtent peu à cette interprétation ; toutefois, comme nous ignorons en partie le mode selon lequel les sympathies d'organe à organe s'opèrent, on doit tenir

compte de cette circonstance, sans oublier cependant que les os, en général, ne sont pas dépourvus de *vie;* que la lésion d'une partie peut
retentir sur toutes les autres; que l'articulation coxo-fémorale étant
affectée, celle du genou peut devenir le siége d'une douleur, et même d'un
gonflement. M. Brodie a remarqué qu'elle pouvait affecter la hanche et le
genou à la fois; il a eu l'occasion de l'observer à la partie moyenne et
interne de la cuisse sur un enfant de l'hôpital Saint-George; un autre de
ses malades la rapportait à la plante des pieds. — M. Delpech, dans une
note accompagnant l'analyse de l'ouvrage de Rust, dit que la gonalgie est un
symptôme très-commun; mais qu'elle n'a pas toujours la même cause,
qu'elle est certainement déterminée par une extension de l'affection medu-
laire, lorsqu'elle est accompagnée d'engorgement et de douleur qui ne
permettent pas le plus léger contact ou le plus petit mouvement. Il est aussi
évident qu'elle a une autre cause lorsqu'elle est très-vive, sans tuméfaction, et alors, selon l'attitude fixe du membre, elle dépend de la tension
des muscles, de celle du nerf sciatique (1), etc. Il résulte de tout cela
qu'il est besoin de faire des études et des recherches sur ce phénomène
qui jusqu'ici a été le but de tant d'hypothèses.

2° La tuméfaction du pourtour de l'articulation apparaît de bonne
heure, variant en étendue selon beaucoup de circonstances. Quelquefois
les tissus s'engorgent et s'enflamment promptement. La suppuration s'établit, mais rarement dans cette première période. Le gonflement prouve
qu'il y a afflux d'humeurs et de vitalité, pénétrant toutes les parties voisines
de l'articulation, que l'inflammation débute, que la suppuration est immi-
nente.

On conçoit que le malade cherche à éviter tout mouvement dans ce
membre, d'où il résulte la claudication; celle-ci est nécessitée déjà par la
douleur elle-même, mais elle augmente en variant toutefois selon les cas,
à mesure que l'articulation est plus gonflée, plus affectée. Elle est donc
le résultat d'un besoin instinctif qui porte le patient à éviter la douleur,

---

(1) *Mémorial des hôpitaux du Midi*, t. I, p. 88.

que le plus léger mouvement provoque. Aussi quelles précautions, quelles combinaisons il met en œuvre pour se mettre à l'abri de la souffrance dans les différentes attitudes? — Est-il debout? Il rejette le poids de son corps sur le membre sain, et prend un point d'appui avec la main du côté malade. Cela lui impose une attitude singulière, qui, à elle seule, suffirait pour signaler l'existence de la fémoro-coxalgie. — Pour s'asseoir, il cherche tous les mouvements propres à la préserver de la flexion de la cuisse sur le bassin ; celui-ci fléchit sur la colonne vertébrale par un mouvement de bascule, et le patient s'appuie sur la fesse du côté sain. Dans le décubitus, il se couche ordinairement sur le côté sain ; il lui faut encore, pour soutenir le membre malade, un coussin sous le jarret. Déjà a commencé la deuxième période, qui se manifeste par la continuation de la douleur, l'augmentation du gonflement et l'allongement du membre ;

3° L'élongation du membre est un symptôme imminent de luxation ; il existe presque toujours ; il varie selon les circonstances, en degré et en durée ; il est des cas où il n'a pas lieu ; ceux dans lesquels la carie a détruit le fond de la cavité cotyloïde ou une portion du pourtour de cette cavité, ou la tête fémorale elle-même ; on conçoit qu'alors le raccourcissement puisse avoir lieu sans allongement. Ces cas, qui sont exceptionnels et fort rares, ont porté quelques auteurs, notamment J.-L. Petit et un médecin allemand, à nier ce symptôme.

Tous les auteurs qui ont écrit sur la fémoro-coxalgie, sont d'accord sur l'allongement et le raccourcissement comme symptômes de la luxation spontanée du fémur, mais il s'en faut de beaucoup qu'ils le soient sur leurs causes et leur durée. La diversité d'opinions sur ce sujet est relative à la théorie que chacun d'eux professe sur cette affection. Je regrette que les bornes de ce Mémoire me limitent dans l'exposition et l'appréciation de ces divers systèmes.

Selon J.-L. Petit, la luxation a lieu, par suite du gonflement de la synoviale et de l'augmentation de la synovie qui chasse la tête de l'os hors de sa cavité ; cette doctrine a été reproduite avec plus de talent et des faits plus nombreux par M. le docteur Lesauvage (1). Mais à la lecture de son

_____

(1) Voyez le Mémoire de ce médecin dans *Arch. gén. de méd.*, t. 9. 1835.

Mémoire , on voit qu'il a torturé les faits pour les expliquer d'après sa théorie.

Sabatier dit que l'humeur qui s'amasse dans la cavité articulaire et qui éloigne peu à peu la tête du fémur, donne lieu à l'allongement de la cuisse, jusqu'à ce que l'os, étant tout à fait déboîté et n'étant plus retenu par les bords élevés de la cavité cotyloïde, obéisse à l'action des muscles et remonte sur la face externe de l'os iliaque (1). Pour Portal, c'est l'engorgement scrofuleux auquel la glande inomminée est sujette, qui se gonfle, se tuméfie, se durcit, pousse la tête du fémur de dedans en dehors de la cavité cotyloïde, et enfin, l'expulse; alors l'extrémité inférieure commence par s'allonger un peu; il a observé la luxation dans le trou ovalaire (2).

. Boyer critique la théorie de J.-L. Petit sur le déplacement; selon lui, l'élongation du membre se manifeste presque en même temps que la douleur, et augmente en raison de l'engorgement et de la maladie, en sorte que l'allongement n'est jamais plus grand qu'au moment où la tête du fémur est sur le point d'abandonner la cavité cotyloïde. Il en trouve la cause dans le gonflement de la glande synoviale et des cartilages articulaires; très-considérable dans ce cas, l'alongement est moindre et quelquefois peu appréciable lorsqu'il y a carie.

Larrey ne croit pas que les , cartilages par leur gonflement, repoussent la tête du fumur, car il les a trouvés , à l'ouverture des cadavres , plutôt amincis que tuméfiés; leur organisation, d'ailleurs, ne permettant pas ce gonflement; il dit qu'à la première période l'extrémité s'allonge par degrés et dépasse le niveau de l'autre, il explique cette élongation contre nature, par l'état de relachement et de paralysie dans lesquels tombent les muscles ambians de l'articulation, à l'engorgement et à l'inflammation de la membrane synoviale. On peut l'attribuer encore , dit ce célèbre chirurgien , à celle des ligaments et notamment de celui qui fixe la tête du fémur dans le fond de la cavité cotyloïde sur le point d'insertion, et sur la substance duquel le vice rhumatismal porte spécialement ses premiers effets,

---

(1) *Mémoires de l'Académie royale de chirurgie*, t. V, p. 791.
(2) *Opus. cit.*

lesquels agissent aussi sur le tissu synovial, qui remplit la fossette sygmoïde.

Dzondi par une expérience de plus de trente années, assure n'avoir jamais vu manquer l'allongement du membre ; il l'explique par la disposition de l'articulation elle-même et par le gonflement des parties molles. Comme l'inflammation des parties molles qui recouvrent la tête du fémur ou celles qui tapissent la cavité cotyloïde, c'est-à-dire, la membrane synoviale et le cartilage, est inévitablement suivie de l'augmentation de leur volume, elle entraîne aussi nécessairement le déplacement de la tête du fémur et l'allongement du membre ; il s'opère, dit-il, avec rapidité ; quelquefois il a lieu même tout d'un coup, mais il disparaît avec la même promptitude, si l'on a recours de bonne heure à un traitement convenable. Cette circonstance prouve mieux que rien autre que l'allongement ne dépend pas du gonflement de l'os.

Quant à M. Humbert et Jacquier (1), l'allongement est le signe caractérisque de l'imminence de la luxation du fémur ; ce phénomène s'expliquerait dans les cas ordinaires par l'augmentation d'épaisseur de la membrane synoviale du paquet celluleux, du ligament inter-articulaire et des cartilages.

On voit, par toutes ces autorités, que l'allongement du membre existe toujours de la première à la seconde période, et quelque explication qu'on en donne, il faut le considérer comme un symptôme caractéristique de la luxation spontanée du fémur ; il s'agit de s'assurer de sa réalité ; de distinguer les cas dans lesquels il n'est qu'apparent de ceux où il est réel. En général, il faut tenir compte de la position du malade qui tend toujours à incliner le bassin du côté sain, à l'aide des muscles de l'abdomen et des psoas. C'est pour cela qu'il faut faire cet examen dans différentes attitudes et prendre des mesures exactes. Humbert et Jacquier, pour reconnaître l'allongement, font coucher le malade sur le dos le tronc placé dans une direction bien droite, les deux extrémités rapprochées et les pieds placés bien parallèlement, alors on examine si les genoux, les trochanters, les malléoles et les talons correspondent. Ils recommandent de comparer les épines

(1) *Essai et observations sur la manière de réduire les luxations spontanées ou symptomatiques de l'art. iléo-fémorale.* P. **1835.**

antérieure et supérieure des os des iles, pour éviter de confondre une maladie de l'articulation sacro-iliaque avec la luxation spontanée du fémur.

Nep. Rust reconnaît l'allongement aux signes suivants : le grand trochanter est saillant, plus haut et plus en dehors : la fesse est aplatie, le pli qui la termine inférieurement est plus profond ; tout le membre, et surtout le haut de la cuisse, est maigre, flasque ; pour le bien constater, on couche le malade sur un plan horizontal, en tenant compte de la saillie antérieure du genou du côté malade, toujours légèrement fléchie. — Delpech ajoute qu'il serait plus sûr quelquefois de coucher le malade en supination, et de comparer ensemble la hauteur relative du trochanter, du pli du jarret, des malléoles et des talons ; les points comparables sont plus nombreux ; quelques-uns, comme les plis de la peau, sont plus exactement définis. Il ajoute que, pour éviter les erreurs qu'une maladie de l'articulation iléo-sacrée pourrait faire commettre, on pourrait placer, entre l'œil et la région postérieure du corps dont on veut estimer la régularité, un cadre divisé en carrés réguliers par des fils tendus, les uns verticalement, les autres horizontalement (1).

Tous ces moyens ont leur valeur respective ; en les employant successivement, il me semble qu'il est difficile de se tromper, surtout lorsqu'on a l'habitude de voir de semblables maladies,

4° A l'allongement, lorsque la maladie continue, succède le raccourcissement, symptôme qui a donné lieu à beaucoup d'opinions diverses sur la manière dont la luxation avait lieu.

On sait que J.-L. Petit n'admettait pas d'allongement préalable ; que, pour lui, la sortie de la tête du fémur hors de sa cavité par l'épanchement de la synovie, s'opère avec d'autant plus de facilité que celle-ci ayant relâché les ligaments, les met hors d'état de résister, non-seulement aux efforts qu'elle fait pour chasser l'os hors de sa boîte, mais même à ceux que font les muscles qui la tirent en haut. Il explique d'une manière antichirurgicale le mécanisme selon lequel la cuisse se raccourcit à mesure que la tête du fémur sort de sa cavité.

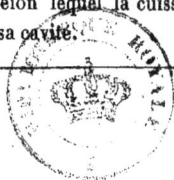

(1) *Opus cit.*

3

Boyer critique cette assertion de J.-L. Petit; il n'admet que deux périodes, celle du raccourcissement est la dernière. Il croit reconnaître, d'après le mode dont le déplacement s'opère, qu'elle en peut être la cause : ainsi, lorsque la tête du fémur est expulsée par le gonflement de la glande synoviale et des cartilages, la luxation s'opère plus promptement que lorsque cette éminence sort, par suite de la carie, du rebord de la cavité cotyloïde; cette dernière ayant une marche plus lente. Il fait observer que cela n'est pas sans exception. Sa longue expérience, et les nombreuses observations qu'il a recueillies le portent à dire que si le raccourcissement est considérable dès le commencement de la maladie, si la douleur est forte, et s'il n'y a pas d'engorgement à la partie supérieure de la cuisse, on peut présumer que la luxation est due au gonflement de la glande synoviale et des cartilages articulaires. Dans les circonstances contraires, c'est la carie qui sera cause du déplacement du fémur. — Au reste, les symptômes de cette seconde période sont différents suivant le côté par où la tête de l'os s'échappe de la cavité cotyloïde; lorsqu'elle est l'effet du gonflement de la glande synoviale, c'est toujours en haut et en dehors que la luxation a lieu, à cause de l'action des muscles fessiers, alors tous les symptômes de la luxation en haut et en dehors se manifestent.

Nep. Rust admet quatre périodes dans la fémoro-coxalgie. La troisième s'annonce par un raccourcissement soudain ou successif du membre; dans le premier cas, la tête du fémur détruite est sortie entièrement de la cavité cotyloïde pour se porter en haut et en dehors, le plus ordinairement; dans le cas où le raccourcissement est progressif, sans déplacement, il y a une grande destruction de la tête du fémur ou du cotyle. Lorsque le premier mode a lieu, la fesse se resserre et devient dure, son pli inférieur est plus haut, les muscles de cette région sont tendus, le trochanter est plus saillant et le pied est incliné en dedans et presque en arrière. Il survient ordinairement un calme trompeur, qui inspire au malade de fausses espérances. Le déplacement se fait quelquefois en dedans, la tête du fémur se portant sur le trou ovalaire, ce qui rend le membre plus long, et fait présenter à l'aine une saillie dure, formée par la tête de l'os déplacé; cet accident rare est attribué par Rust, à l'action combinée des muscles pectiné, obturateur, adducteurs et fessiers. Dans d'autres cas, le membre est raccourci après

avoir été allongé sans qu'il y ait eu déplacement, le ramollissement n'est
même pas permanent dans tous les temps, ce qui désigne un entraînement
passager opéré par les muscles de la tête du fémur, vers le fond du cotyle.
Ce léger raccourcissement est effacé par le poids du membre, lorsque le
malade est placé debout. Mais les douleurs augmentent beaucoup alors, et
le membre s'incline dans la rotation en dehors. Dans ce dernier cas la
fesse n'a point changé d'aspect; elle n'est pas devenue ronde, dure, etc.,
mais au contraire, plus maigre et plus flasque.

Le déplacement opéré, il s'accroît. Pour éviter les douleurs, le malade
soulève, par l'action des muscles, le poids du membre; il parvient même
avec le temps à soulever l'os coxal. Il exécute avec tout le corps les mouvements que devrait faire le membre dans la déambulation; il assujétit
pendant le sommeil le membre dans le repos, soit par des coussins, soit
par l'action de ses propres mains. C'est pendant cette période que s'ag-
gravent les symptômes généraux, tels que la fièvre, le dégoût, les sueurs,
les urines sédimenteuses, puriformes, un amaigrissement rapide, un abat-
tement profond.

Voici les terminaisons de cette affection, selon le même auteur : la
quatrième période s'annonce par une intumescence qui ambrasse le
contour de l'articulation, mais qui se prononce plus particulièrement,
d'ordinaire, à la partie antérieure, et qui, s'ouvrant spontanément par une
ou plusieurs ouvertures, laisse écouler de grandes quantités de matières,
d'abord lymphatiques, puis semblables à du pus; la matière de ces écou-
lements s'altère bientôt; elle renouvelle ainsi les accidents que l'évacuation
avait calmés, et son abondance ajoute de nouveaux motifs à la consomp-
tion. La mort termine ordinairement cette scène douloureuse; cependant
quelquefois la nature triomphe encore d'un état aussi grave, et après
quelques exfoliations, de nouveaux rapports s'établissent entre les os, et
la guérison s'opère au prix d'une claudication.

Larrey ne croit pas à la luxation du fémur par le seul effet de la maladie.
Voici comment il raisonne : avant que la tête du fémur soit arrivée au rebord
de la cavité cotyloïde, l'érosion du ligament inter-articulaire et des cartilages diartrodiaux a lieu, et, à moins d'une chute ou d'un mouvement
forcé de la cuisse, capable de déplacer l'extrémité articulaire du fémur

alors dépourvu de son ligament d'insertion, il n'y a point de luxation : et,
si à l'ouverture des cadavres on trouve la tête de cet os hors de sa cavité,
on doit en rapporter la cause essentielle à une chute ou à une percussion
violente, dont les effets ont porté sur l'extrémité de l'os de manière à
produire une luxation primitive ou consécutive.

« Lorsque la luxation existe concurremment avec la maladie dont nous
parlons, elle offre avec les symptômes propres à la fémoro-coxalgie,
ceux qui caractérisent la luxation, que je n'ai jamais rencontrés chez
le grand nombre des malades que j'ai traités. Par suite de désordres
déterminés dans l'articulation, les accidents deviennent plus intenses,
le membre peut subir même un raccourcissement momentané, dû à
l'usure, suite de la carie de la tête du fémur, ou au passage subit,
hors de la cavité articulaire du fluide qui y était contenu. Ce phénomène a pu faire croire à la luxation spontanée, mais en examinant
attentivement la rectitude et la conformation du membre, on ne trouve
aucun des signes qui caractérisent irrécusablement cette luxation. Ainsi, à
moins de l'action d'une cause mécanique concomitante, la tête du fémur,
déjà réduite par la carie, ne se luxe point. Je n'en ai vu aucun exemple,
bien que j'aie eu l'occasion de faire l'ouverture des cadavres d'un grand
nombre de personnes mortes des effets de la fémoro-coxalgie (1). »

D'après Dzondi, qui a vu un grand nombre de ces maladies, c'est
dans la troisième période que survient le raccourcissement du membre
qu'on attribue d'ordinaire à la sortie de la tête du fémur hors de sa cavité
cotyloïde, mais qui reconnaît en outre les causes suivantes :

L'irritation sympathique du col du fémur occasionne le changement de
direction de cette partie qui vient à former un angle moins ouvert avec le
corps de l'os.

L'amincissement des cartilages articulaires et des membranes synoviales,
détermine à lui seul un raccourcissement d'un tiers de pouce.

L'altération de la cavité articulaire et celle du corps du fémur, qui se
raccourcit, se déforme et devient rugueux, anguleux, etc., produisent un
raccourcissement d'un demi-pouce à trois quarts de pouce.

(1) *Opus cit.*

Le fémur lui-même s'altère et se raccourcit d'un–demi pouce à un pouce.

Le raccourcissement le plus marqué résulte de la sortie de la tête de l'os hors de sa cavité articulaire, et varie d'un pouce à un pouce et demi.

La destruction des cartilages articulaires et de la membrane synoviale peut donner un raccourcissement de trois quarts de pouces, qu'il y ait ou non soudure ou ankylose.

Enfin, la perforation du fond de la cavité cotyloïde et le passage de la tète du fémur dans l'intérieur du bassin sont encore une nouvelle cause de raccourcissement.

Dzondi raisonne ensuite sur la marche de la maladie, son pronostic et son traitement dans la deuxième, mais surtout dans la troisième période, sur la formation des abcès, et la suppuration plus ou moins avancée. Ce qui prouve qu'il a vu très–souvent celle–ci s'établir dans la période d'allonge-ment et s'augmenter dans celle du raccourcissement.

Il y a moins de divergence dans les opinions des auteurs relativement au raccourcissement; mais il importe d'en distinguer la cause, puisqu'il peut être produit par différentes maladies. C'est pourquoi, indépendam-ment de l'examen local, il faut soigneusement s'informer des antécédents ; et des phénomènes morbides qui ont existé comparés avec ceux qui se mon-trent actuellement.

Une affection qui a quelques rapports dans la nature, la marche et les symptômes avec la luxation spontanée du fémur, est la tumeur blanche qui a son siége dans l'articulation sacro-iliaque; il y a douleur, gonflement, allongement, raccourcissement ; on a même observé la douleur sympathique du genou. Mais, avec un peu d'attention, on ne peut être induit en erreur ; d'abord les mouvements imprimés au membre, du côté malade, procurent des douleurs très-vives dans la luxation spontanée du fémur, tandis qu'ils sont tout à fait sans douleurs dans l'affection sacro-iliaque. Pour la première, une fois le membre allongé ou raccourci, il reste en cet état sans varier, tandis que, dans la seconde, le membre peut s'allonger ou se raccourcir, selon les positions du membre, l'action des muscles, comme le prouve l'observation citée par Léritier, dont le membre était beaucoup trop long après une course à cheval. Enfin, si l'on mesure dans les deux cas, la distance du grand trochanter et de la crête iliaque, elle est variable dans la maladie de l'articulation ilio-fémorale, et invariable dans la tumeur blanche sacro-iliaque.

Le raccourcissement par luxation de la tête fémorale ne peut être confondu avec celui produit par la fracture du col du fémur, survenu par carie ou par traumatisme. Le premier s'opère brusquement; celui-ci a lieu d'une manière lente, lorsque il y a usure du col; à part les symptômes qui sont différents dans l'un et l'autre cas, la cuisse, par la moindre extension revient à sa longueur normale, dans le cas de fracture du col; ce qui ne peut être obtenu pour celui de luxation véritable; de plus le membre ne se tourne pas en dedans ou du moins il peut être ramené facilement ; la hanche n'est point volumineuse, ni le pli de la fesse effacé.

Il est inutile de parler des diverses inclinaisons du bassin, des affections rhumatismales ou sciatiques, comme pouvant donner le change sur les signes de la luxation du fémur ; celle-ci ne peut être confondue non plus avec la luxation congénitale, où le membre est mobile à ce point qu'il remonte ou s'abaisse alternativement dans la marche.

Cette période peut s'accompagner de suppuration et de carie, ou bien la maladie être bornée à un gonflement des surfaces articulaires ; dans ce dernier cas, et même dans les autres, il y a ordinairement, lorsque le raccourcissement a eu lieu, une rémission dans les symptômes qui donnent une sécurité, un espoir de guérison aux malades. Les douleurs, d'abord très-vives, diminuent par degrés, et la tension des muscles n'étant plus la même, le patient se trouve soulagé, la progression peut se faire insensiblement au moyen de béquilles, et si par des moyens convenables, l'inflammation est détruite, il peut, au bout d'un temps plus ou moins long, se servir du membre, quoique raccourci de deux à trois pouces. Mais les choses ne se passent pas ainsi dans le plus grand nombre de cas. Après que la luxation a eu lieu, l'intumescence s'empare des parties; la suppuration s'établit, des abcès se forment et la carie ronge les os, les cartilages; si la constitution du malade est scrofuleuse, la marche de ces phénomènes sera plus lente, mais ceux-ci auront des conséquences fâcheuses; la mort peut être le terme de ces longues et douloureuses souffrances ; si la guérison s'opère, c'est au dépens d'une ankylose définitive et avec un raccourcissement considérable du membre.

Lorsque la luxation spontanée du fémur est arrivée à cette période, soit qu'elle guérisse sans carie ou suppuration, ou après que ces phé-nomènes ont fait des ravages dans les muscles et les os, le membre est plus court que son congénère de deux à trois pouces; ses mouvements sont extrêmement bornés, surtout lorsque l'ankylose est complète ; alors son déplacement dans la déambulation se fait aux dépens du bassin ; il devient grêle, il s'atrophie, parce que la nutrition n'y est pas aussi active; cette atro-phie est beaucoup plus marquée lorsque le sujet est jeune, de 7 à 12 ans, car, le développement du membre n'étant pas terminé, il en est retardé par cette cause. Si les parents connaissaient les conséquences de cet état pour leurs enfants, surtout pour les filles, ils ne négligeraient aucun moyen pour en diminuer les résultats. La diminution de nutrition en entraîne dans la sensibilité, ainsi que dans la chaleur et la contractilité. Enfin, l'inégalité de longueur dans les membres oblige le bassin à s'incliner, et la colonne vertébrale à se dévier, à se déformer, de telle sorte, que lorsque la dispo-sition existe, cette affection de la hanche, peut rendre boiteux et bossu.

TRAITEMENT.

On doit considérer pour la curation de la luxation spontanée du fémur, la nature des causes, les périodes de la maladie, les accidents ou les com-plications qui surviennent pendant son cours, l'âge, le sexe, la profession et même les saisons. Il faudrait avoir fait un traité complet sur cette affection pour établir une division qui embrassât tous ces objets sans les confondre. Je renfermerai tout ce qui peut être dit d'essentiel sur le traitement, en le considérant en interne et en externe.

1° Le traitement interne est imposé par la nature de la cause prédis-posante ou l'état maladif constitutionnel ou antérieur à l'apparition de la fémoro-coxalgie ; et, comme il en est très-peu qui existent sans cette cause interne, il s'ensuit qu'une luxation spontanée du fémur doit toujours être modifiée par des moyens thérapeutiques agissant sur l'économie générale. Je me bornerai à parler des vices qui se rencontrent le plus souvent, le rhumatismal et le scrophuleux.

A. Il est évident que l'affection herpétique une fois reconnue comme cause prédisposante, on doit avoir recours aux remèdes indiqués contre les maladies dartreuses ; il en sera de même de la syphilis, qu'on modifiera avantageusement selon les circonstances relatives à l'âge, au tempérament, à l'ancienneté du mal, par les mercuriaux, les sudorifiques, ou les aurifères.

Il existe des individus qui ont une singulière disposition à contracter des rhumatismes : quoiqu'on ne puisse rendre raison de cette cause, des faits nombreux le prouvent tous les jours. Que cette idiosyncrasie morbide soit héréditaire ou acquise, elle modifie la nature des maladies qui surviennent accidentellement dans les différents organes. Ce qui justifie les observateurs-praticiens qui ont vu et traité des affections diverses, soit des membranes, soit des parenchymes ayant une qualité rhumatismale. Mais, ainsi que je l'ai déjà dit, les articulations sont fréquemment le siége de cette affection. En général une cause déterminante du rhumatisme favorise l'apparition de la maladie articulaire. On conçoit qu'ici la nature du mal n'est pas douteuse ; on a à lutter en même temps contre un état aigu localisé, et contre un état chronique général. Souvent aussi la cause externe est d'un autre ordre ; et le traitement doit être modifié.

Je suppose que le vice rhumatique existe dans un individu atteint de fémoro-coxalgie et donne à celle-ci un caractère déterminé. Il s'agit de combattre cette cause générale ; mais ce n'est pas contre une entité qu'il faut agir, un agent morbide spécial qu'il faut chasser. Il est plus médical, plus rationnel de modifier l'état général du malade ; de le placer dans des circonstance telles, que le *vice* dont il s'agit ne puisse plus impressionner d'une manière fâcheuse les tissus ou les organes. Cela implique la nécessité de choisir les moyens curatifs appropriés aux circonstances d'âge, de tempérament et d'ancienneté du mal.

Une première condition, c'est de mettre le malade à l'abri du froid et de l'humidité, de favoriser la transpiration par les décoctions sudorifiques, de tenir le ventre libre ; mais cela ne suffit pas, ces moyens n'ont qu'un effet momentané ;

Parmi les nombreux remèdes préconisés par les divers auteurs, quelques-
uns sont à indiquer, notamment l'extrait des plantes vireuses, comme
la ciguë, la jusquiame, l'aconit, etc. Il paraît, d'après l'expérience,
qu'indépendamment de la propriété sédative de ces substances, quel-
ques-unes, la ciguë et l'aconit, auraient une action spécifique ; mais c'est
à la condition du choix, du mode d'administration, des doses, et surtout
de leur influence sur l'économie. Toutefois, il est à présumer que d'autres
agents sont nécessaires.

Le mercure a eu des partisans pour le traitement du Rhumatisme ;
mais on en a tellement abusé, qu'on ne saurait être trop prudent dans
son administration : il modifie avantageusement la constitution générale ;
il est résolutif des inflammations locales; il agit en dégorgeant les glandes
tuméfiées. Ce métal peut donc être utile chez des individus affectés de rhumatisme chronique; mais il est préjudiciable à ceux qui ont en même
temps une débilité générale, une faiblesse dans l'organisme. Dans tous
les cas dont il s'agit, on en obtiendrait plus d'effet en le donnant, comme
altérant, à dose fractionnée, et continué longtemps.

Le tartre stibié est en grande vogue depuis plusieurs années ; il a été
administré à haute dose, dans des cas désespérés, contre des inflammations
intenses ; des succès nombreux en ont démontré l'efficacité. Il a été prouvé
que lorsqu'il y avait tolérance, il agissait en déprimant les forces vitales ;
l'on conçoit qu'à ce titre, il soit antiphlogistique lorsque la fièvre et l'inflammation sont très-marquées. Il a réussi aussi dans le rhumatisme principalement aigu; mais ce métal, à haute dose comme à petite dose, est un
poison d'autant plus dangereux, qu'il agit sur le principe de la vie, laisse
les organes dans l'anémie. Ceci n'est vrai pourtant que lorsqu'on en a abusé
ou que les doses n'étaient pas en rapport avec la force des malades. A
dose fractionnée, il peut être très-utile pour modifier une constitution
a teinte de *vice* rhumatique. Il est important dans ce cas de l'associer avec
une autre substance végétale, par exemple, l'extrait de douce-amère,
qui a une propriété sudorifique. Combiné avec l'opium, il aura souvent une influence très-marquée, l'opium pouvant agir ou comme sudorifique, ou comme stupéfiant des douleurs. Dzondi (1) s'est très-bien trouvé

_____

(1) *Opus cit.*

de l'emploi, dans les luxations spontanées du fémur par cause rhumatique, d'un mélange de tartrate antimonié de potasse avec l'opium. L'iodure de potassium paraît avoir une action spécifique dans quelques cas de
rhumatisme. Quant au quinquina, on en a retiré de bons effets; alors
sans doute qu'il existait de l'atonie dans le système général.

Il ne suffit pas de modifier par des remèdes l'état général de l'individu,
il est important encore d'activer les excrétions; dans ce but, on emploie
les sudorifiques, les purgatifs et les diurétiques. Les premiers, agissant sur
une plus grande surface, peuvent avoir des effets plus marqués, plus
durables. Les purgatifs ont l'avantage non-seulement d'évacuer, mais
de déterminer une dérivation sur le tube intestinal; au reste, tous ces
moyens doivent être adaptés aux circonstances diverses qui influent sur
le malade.

B. Le vice scrofuleux est très-commun; les individus qui en sont entachés
offrent des caractères particuliers; ils sont souvent atteints de maladies articulaires, notamment dans la hanche. Mais il est nécessaire d'établir
des différences entre eux; car cette constitution peut exister à des degrés
très-divers, depuis le simple tempérament lymphatique, jusqu'à la cachexie
scrofuleuse; de plus, l'âge apporte dans cet état des modifications qui
ne sont pas à négliger, puisque l'enfance en est plus souvent affectée que
la jeunesse et l'âge adulte.

Le traitement devra nécessairement varier en durée, en moyens thérapeutiques, selon une foule de circonstances. Parmi ces derniers se trouvent le mercure, l'or, l'iode, le fer et les substances végétales toniques.

Portal (1) a fait un grand usage des mercuriaux dans le traitement du
rachistisme; il les combinait avec les anti-scorbutiques. Plusieurs auteurs
après lui ont employé le mercure contre les scrofules; ce médicament est
utile à cause de son action sur les glandes et le système lymphatique; mais
l'effet consécutif est une délibilitation de l'organisme. Ne sait-on pas que,
pris en grande quantité, il détermine des ulcères d'apparence scorbutique?
Il ne peut donc convenir, comme moyen thérapeutique, pour tonifier la

(1) *Opus cit.*

constitution scrofuleuse. Toutefois, lorsque celle-ci est peu prononcée, on pourrait s'en servir à dose altérante, et concurremment avec les toniques.

L'or n'est pas un poison ; il a des propriétés excitantes très-marquées ; son action se porte sur le système circulatoire en général, et sur le système nerveux. Un grand nombre d'observations, d'expériences, prouvent cette double influence ; au reste, les médecins du 16me siècle ont signalé les mêmes effets, surtout sa propriété hilarante, ou anti-mélancolique ; ils s'en servaient pour détruire le mauvais effet du mercure pris en trop grande quantité. L'emploi de l'or n'est donc pas moderne, car il était connu comme médicament chez les Arabes ; depuis le célèbre docteur Chrestien et M. Niel, ce métal a été étudié sous toutes les faces ; on en a signalé les avantages et les inconvénients. Il est hors de doute que l'or accélère le mouvement du sang, par conséquent celui des fluides blancs ; on peut provoquer même une espèce d'état fébrile pour servir de crise, et des sueurs pour éliminer les humeurs surabondantes. Une fois les propriétés de ce remède déterminées, le médecin peut s'en servir contre des maladies diverses qui tiennent à l'atonie, à la faiblesse, ou à la gêne du mouvement circulatoire ; il a contribué a guérir des syphilis très-anciennes avec des complications diverses, celles surtout qui avaient résisté aux mercuriaux. Quant aux scrofules, son action sur cette affection n'est pas douteuse ; en imprimant un mouvement plus accéléré au sang artériel et veineux, la circulation capillaire se fait avec plus de facilité ; les glandes se ressentent de cette influence et se dégorgent, les fluides blancs étant éliminés ou poussés dans le torrent circulatoire, le cerveau en reçoit une impression favorable ; ce n'est pas un effet de peu d'importance, car les malades à constitution scrofuleuse sont tristes, lents de conception, surtout lorsqu'une maladie aiguë, comme la fémoro-coxalgie, vient s'y ajouter. Dès le commencement de l'emploi de ce métal, les fonctions digestives sont activées.

L'or est donc un puissant anti-scrophuleux ; mais il faut le manier avec prudence, avec l'intelligence des cas multiples qu'offrent les maladies ; il convient d'en diminuer ou augmenter les doses selon les indications qui peuvent se présenter ; d'en varier le mode d'administration pour s'accommoder au goût, au tempérament , aux habitudes du malade. On doit le continuer longtemps , car pour modifier d'une manière durable une constitution scrofuleuse , il faut plus de temps , plus de persévérance , plus d'attention et de sagacité que lorsqu'on s'en sert pour guérir des symptômes syphilitiques.

L'iode est un médicament récemment découvert , il existe dans tous les fucus et les varecs , même dans des eaux minérales naturelles. Ce corps a des propriétés excitantes, différentes cependant de celles de l'or et du mercure. Il paraît agir sur les glandes et le tissu adipeux , de manière à en diminuer le volume ; l'amaigrissement général , le marasme , la disparition complète de la graisse , la flétrissure des glandes mammaires et de toutes les glandes en général , lorsqu'il y a eu saturation iodique, prouvent d'une manière péremptoire ces effets. Aussi l'a-t-on employé avec succès pour cambattre les scrofules , à différents degrés. Plusieurs auteurs , notamment les docteurs Baudelocque et Lugol , l'ont expérimenté sur un grand nombre de malades ; s'il faut les en croire , ils ont opéré , au moyen de ce remède , des cures nombreuses , dans des cas graves et compliqués. Il faut cependant faire des restrictions sur tous ces faits ; l'iode agissant sur le système glandulaire, peut être très-utile ; mais il ne relève pas les forces diminuées des malades , il ne tonifie pas la constitution débile. Aussi s'est – on apperçu bientôt qu'il fallait le combiner avec d'autres médicaments ayant des propriétés toniques, comme le fer. L'iodure de fer est mieux indiqué, plus actif que l'iodure de potassium. Les pommades iodées diminuent , font disparaître quelquefois , en assez peu de temps, des engorgements anciens et volumineux : ce résultat s'observe surtout sur le goître. L'expérience a prouvé, et sous ce rapport le docteur Lugol mérite la priorité , que des injections iodées dans les trajets fistuleux, des bains iodés des parties ulcérées , diminuaient la suppuration , hâtaient la cicatrisation.

La conclusion que je tire de tous ces résultats, c'est que l'iode agit avec plus d'énergie, avec plus d'efficacité sur les parties affectées que sur la constitution en général. Toutefois, il est utile de le faire prendre à l'intérieur en même temps qu'on l'applique à l'extérieur, et de le combiner avec les toniques : ce remède, plus que tout autre, a besoin d'être surveillé quant au mode de préparation, à l'âge du malade, à la susceptibilité de ce dernier.

Enfin, il est des médicaments qui tonifient sans exciter : tels sont le fer, le quinquina, la gentiane, le quassia, la centaurée, le houx, le houblon, etc.

Le fer est un puissant tonique ; il devient, en outre, excitant et astringent lorsqu'on le combine avec des acides. Son action se porte sur le sang, qu'il modifie d'une manière évidente en augmentant sa coloration et la vitesse de son cours : aussi l'usage de ce métal favorise-t-il l'hématose ; alors le pouls se développe, devient plus fort ; le teint se colore, les veines se dessinent à la surface de la peau ; tous les organes se ressentent de cette action, et semblent reprendre une nouvelle vie. Il n'est pas de remède qui ait été employé plus fréquemment et avec plus de succès que les préparations ferrugineuses : c'est un puissant résolutif dans les contusions, les entorses ; il l'est, surtout à l'intérieur, dans les engorgements de quelques viscères abdominaux, tels que ceux de la rate, du foie ; il est presque un spécifique dans les affections chlorotiques, et paraît avoir une action spéciale sur l'organe utérin.

Or, qu'y a-t-il à modifier chez les individus scrofuleux sinon les fluides et, par suite, les solides, qui sont dans un état d'inertie, de langueur, d'étiolement ? On conçoit qu'un agent qui rend le sang plus rouge, plus couenneux, plus *vivant,* puisse changer le mode d'être de ces sortes de malades. La résolution des engorgements glanduleux, la tendance à la cicatrisation des ulcères, une hématose plus riche, seront les résultats définitifs de l'emploi du fer. On peut le continuer longtemps, le suspendre et le reprendre dans le cours de la médication, en augmenter les doses, sans qu'il en résulte des inconvénients. Il faut cependant distinguer les oxydes des sels ferrugineux : les premiers ont les propriétés dont il vient d'être question ; ils peuvent être donnés à des doses considérables sans produire aucun résultat fâcheux ; les sels, tels que les sulfates, les acétates, les tartrates de fer, réunissent à leur action tonique celle des excitants et des astringents, ils doivent être maniés avec prudence. L'iodure de fer paraît avoir une influence avantageuse sur les constitutions scrofuleuses. Au reste, il est presque toujours utile ou même nécessaire de faire prendre, en même temps que le fer, des amers et des toniques tirés du règne végétal.

Au nombre des végétaux ayant une action tonique, on doit mettre en première ligne le quinquina, la gentiane et le quassia. Indépendamment de leur propriété anti-périodique, ils jouissent de celle de relever les forces du malade, et, sans excitation ; d'augmenter le ton des organes ; d'activer la circulation et les fonctions des organes digestifs. Sous ce rapport, cette médication convient parfaitement aux tempéraments scrofuleux, principalement aux individus dont le système nerveux est facilement excitable. Quant aux autres végétaux toniques, tels que l'écorce de saule, qui est un peu astringente ; le marronnier d'Inde, qui est un astrigent énergique ; le houblon, qui paraît posséder quelques propriétés légèrement narcotiques, ils sont peu usités dans une médication générale, et ne sont guère employés que dans des cas particuliers, ou concurremment avec d'autres remèdes plus actifs.

Comme on le voit, les agents médicamenteux ne manquent pas pour modifier la constitution d'un individu dont la fémoro-coxalgie est de nature scrofuleuse ; malgré cela, il est difficile d'arriver à ce but final. Il faut ne pas croire à l'infaillibilité d'un seul moyen, et l'employer exclusivement. On peut rencontrer quelques cas de réussite, mais aux dépens d'un grand nombre d'insuccès. Il convient d'avoir égard à la nature du remède, comparée avec l'état physiologique du malade ; de savoir s'il y a tolérance, de le surveiller, afin d'en diminuer ou d'en augmenter les doses ; de le remplacer par un remède différent, et de les faire alterner l'un avec l'autre ; enfin, il faut le continuer longtemps, tout en le suspendant par intervalles.

Il ne suffit pas, pour la réussite, que le médecin ait bien précisé les indications, ordonné les moyens nécessaires pour les remplir, il faut encore que le malade soit docile, exact dans l'exécution. Beaucoup d'insuccès proviennent de cette cause ; c'est d'autant plus fâcheux, qu'on la rejette sur le médecin ou sur les remèdes. Enfin, une médication quelconque ne peut réussir qu'en suivant, d'une manière rigoureuse, les préceptes d'hygiène commandés dans cette circonstance.

2° *Traitement externe.* Quelle que soit la cause constitutionnelle qui ait déterminé le caractère de la fémoro-coxalgie, celle-ci, dès son appari-

tion doit fixer l'attention du médecin. Il est urgent de remédier d'une
manière prompte et énergique à cette affection, dont les suites sont en général si graves ; les moyens thérapeutiques doivent être dirigés contre les
symptômes et les effets du mal ; aussi faut-il les varier selon la période
de l'affection, selon son intensité, le tempérament et l'âge du malade.

Une première indication à remplir lorsqu'on est appelé au début, c'est
de détruire l'inflammation qui s'est emparée de l'articulation : les évacua-
tions sanguines et le repos absolu sont les deux moyens principaux d'atteindre ce but. A moins que le tempérament du malade ne soit débile,
éminemment scrofuleux, il est convenable de faire une saignée générale :
mais c'est l'application des sangsues ou des ventouses scarrifiées qui produit de bons effets ; on ne doit pas craindre de les renouveler tant que
l'inflammation tend à reparaître ou à augmenter. — Le repos du membre
est d'une absolue nécessité ; malheureusement les malades ne connaissant
pas le danger auquel ils s'exposent en se mouvant, se lèvent, marchent,
ce qui amène une recrudescence de la maladie. Ces deux moyens ne
suffisent pas ; il faut déterminer à l'extérieur une forte excitation, capable d'opérer, si je puis ainsi dire, un déplacement de l'inflammation. Les
vésicatoires sont suffisants à cette première période ; — on peut s'en servir
selon la méthode du célèbre Boyer, qui en a retiré de très-grands avantages.

Voici la manière dont il les employait : « D'abord le malade gardera le
lit, et observera le repos le plus parfait ; on appliquera sur la partie supérieure, antérieure et externe de la cuisse, un vésicatoire plus ou moins
large, selon l'âge du malade ; on ne l'enlèvera qu'au bout de vingt-quatre
heures ; les pansements doivent être faits avec du cérat, et lorsqu'il est
desséché, ce qui a lieu ordinairement au bout de cinq à six jours, on en
applique un second auprès du premier, ensuite un troisième et successivement le nombre que l'on juge nécessaire. Les bons effets du vésicatoire se manifestent par la diminution de la douleur, et par le retour du
membre à sa longueur naturelle, on doit donc en continuer les applica-
tions jusqu'à ce que la douleur soit entièrement dissipée et que la longueur
du membre malade soit égale à celle du membre sain. Il arrive quelquefois qu'après avoir amélioré sensiblement l'état du malade, les vésicatoires produisent un effet contraire, c'est-à-dire, qu'ils augmentent

les douleurs et font éprouver un état de spasme aux muscles de la cuisse ; on doit alors y renoncer et combattre l'irritation par les topiques émollients, l'application des sangsues, les bains, etc.

« Le nombre de vésicatoires nécessaires pour produire la dérivation qu'on se propose, varie singulièrement. Nous avons vu des sujets chez lesquels deux ou trois ont suffi pour produire l'effet qu'on en attendait, tandis que, chez d'autres, il m'a fallu en mettre dix ou douze et même plus. On juge à la cessation des phénomènes morbifiques que les vésicatoires ont arrêté les progrès de la maladie ; mais il ne faut pas pour cela prononcer, dans ce cas, que la guérison est complète et permet au malade de se lever et de marcher ; il faut, au contraire, le tenir encore au lit, etc. »

On a constaté souvent que ce moyen révulsif diminuait l'allongement et restituait au membre ses dimensions normales. Plusieurs auteurs, surtout Larrey, ont préconisé l'emploi des moxas. L'action de ce moyen est plus énergique et plus durable. L'ustion lente de la peau et du tissu cellulaire sous jacent, la supuration qui s'établit après la chute de l'escarre peuvent déterminer la résolution des engorgements, détruire l'inflammation intérieure et modifier avantageusement les altérations des os. Le célèbre Larrey doit à l'emploi de ce moyen des succès nombreux, obtenus même à une période avancée de la maladie ; malheureusement ces ustions sont rendues souvent impossibles ou sans effet par la répugnance et l'indocilité des malades qu'on soigne dans la pratique civile.

Le repos, les antiphlogistiques, et les révulsifs ne suffisent pas dans la majeure partie des cas à cette première période de la maladie ; il est des éléments et des complications à combattre. Le principal est l'élément *douleur,* qui persiste même après que les parties ont été dégorgées, que l'inflammation a diminué d'intensité — Les embrocations émollientes peuvent être utiles, mais il faut encore faire usage de frictions opiacées ou calmantes. — L'opium est aussi donné avantageusement à l'intérieur, combiné avec d'autres substances. Le cyanure de potassium a une grande propriété sédative, il n'a pas les inconvénients de l'opium. — Il m'a réussi souvent à l'intérieur et en lotion dans des sciatiques, dans des maladies ou les douleurs étaient très-vives, ou le système nerveux était surexcité. — La belladone en cataplasme, mêlée de mie de pain ou de farine de graine de lin, ou

sous forme de pommade mêlée avec le cérat, est un calmant très-avan-
tageux. Cette substance réunit à l'action sédative, celle de relâcher la
fibre, de détruire la tension des tissus qui existe toujours dans ces maladies. Ces moyens doivent être employés selon les indications indivi-
duelles, soit du tempérament, soit des symptômes prédominants ; ils
sont utiles à toutes les périodes de l'affection.

Le mercure, dont j'ai signalé l'action modificatrice sur l'organisme, est
d'une utilité incontestable, comme moyen externe ; les frictions mercu-
rielles agissent de manière à prévenir l'inflammation, non-seulement elles
la font avorter, mais encore elles la guérissent. M. Serres, d'Alais, a fait
ressortir les avantages de cette médication comme antiphlogistique (1).—
Plusieurs médecins les ont employées dans la fémoro-coxalgie avec succès;
il est vrai de dire que ce n'était pas le seul moyen. — Ainsi, on doit con-
seiller, surtout à la première période, ou les abcès ne sont pas encore
formés, la pommade mercurielle en friction sur le pourtour de la cuisse
et le long du membre ; il est avantageux souvent de la combiner avec
une subtance calmante, comme le laudanum ou l'extrait de jusquiame.

On a recommandé, comme topique, l'application de l'eau froide, de la
neige, de la glace, du vinaigre, — ces moyens sont contr'indiqués dans
la majeure partie des cas, surtout chez les sujets jeunes, irritables, ou
qui sont atteints de *vice* rhumatique. — Employée comme sédative, l'eau
froide n'est utile que dans les inflammations franches ou reconnaissant
pour cause des brûlures graves, des violences extérieures : si l'on veut s'en
servir pour obtenir une réaction consécutive et provoquer la sueur, c'est
un moyen perturbateur qui doit être manié avec prudence, réserve ;
car il peut aggraver le mal, au lieu de le diminuer, comme j'ai eu l'occasion de le constater chez une jeune fille atteinte d'une fémoro-coxalgie,
qui fut soumise par son médecin à l'usage de l'eau froide.

Les bains généraux sont très-souvent indiqués; mais à une température
de 20 à 27 degrés; on les emploie avec de l'eau pure ou chargés de quelque substance médicamenteuse, comme les hydrosulfures, les décoctions

---

(1) *Nouveau traitement spécial et abortif de l'inflammation de la peau, du tissu cellulaire, des veines, des vaisseaux capillaires sanguins et lymphatiques.* Paris, 1834.

de plantes dites aromatiques ; — l'eau de mer. — Ces bains doivent être conseillés dans la première période, ou lorsque la maladie s'est terminée heureusement : ils sont spécialement utiles pour les enfants, les jeunes personnes et les tempéraments irritables.

Si l'affection est enrayée par l'emploi combiné de ces différents moyens, le membre revient à sa longueur normale, l'articulation se dégage, le malade est hors de danger : il n'est plus besoin que de lui faire garder le repos pendant un temps convenable, de continuer la médication interne.

Mais trop souvent la fémoro-coxalgie continue sa marche, à cause de la gravité du mal, du défaut de remèdes, quelquefois même malgré le traitement le plus rationnel. Alors la luxation s'opère, rarement dans le trou ovalaire, plus souvent en haut et dehors sur l'os iliaque. S'il n'y a pas d'abcès, le déplacement du fémur procure du soulagement au malade, à cause de la cessation de la tension qu'éprouvaient les muscles. — Mais ce n'est pas en vain que l'inflammation a envahi des tissus aussi nombreux, aussi importants. Ce calme n'est que momentané, bientôt surviennent tous les phénomènes qui accompagnent la suppuration et la carie.

Il arrive aussi que les abcès se forment avant l'expulsion de la tête du fémur, que les surfaces articulaires sont atteintes et lésées. — Quoi qu'il en soit, les indications curatives sont différentes ; — la fièvre, si elle s'établit, doit être combattue par la saignée, le régime tempérant, surtout si le malade est jeune, fort ou sanguin. — Dans toute autre circonstance, il faut être avare du sang, ne pas oublier qu'on a affaire à une affection chronique, qui va épuiser le malade ; les moyens déjà indiqués peuvent servir dans cette période, lorsque les cas l'exigent. — Mais cette réaction a peu de durée ; elle est fort souvent modérée ou latente. Alors la suppuration s'établit sans augmentation de douleur, sans que les fonctions générales soient troublées ; le malade lui-même n'en a pas conscience : ces effets se passent principalement chez les individus à constitution scrofuleuse. Les révulsifs sont recommandés dans cet état ; mais leur action doit être énergique : les moxas, les cautères ont été mis en usage. L'ustion de la peau, avec un fer chauffé à blanc, est employée depuis longtemps contre beaucoup de maladies articulaires.

Népomucène Rhust (1) a traité un grand nombre de malades atteints d'affections articulaires, surtout de la fémoro-coxalgie, par le cautère actuel. — Cet auteur donne de bons conseils sur l'usage de cette application. Selon lui, il faut pratiquer une brûlure profonde et non pas étendue en largeur, afin d'éviter les inconvénients d'une suppuration débilitante par son abondance : c'est pour cela qu'on doit se servir d'un fer qui ait la forme d'un prisme, et qui agisse par un de ses angles rectilignes. — Il faut, pour faire des cautérisations profondes, promener lentement le fer chauffé à blanc, tracer des lignes parallèles en nombre proportionné au besoin, placées à un bon pouce de distance, pour conserver les brûlures isolées. — Si la maladie est avancée, s'il y a déjà collection humorale dans l'articulation, il conseille de faire une brûlure plus étendue et plus profonde derrière le milieu du trochanter, afin d'y obtenir un cautère propre à loger quinze à vingt boules.

La cautérisation, pratiquée durant la seconde période de la maladie, fait disparaître l'allongement du membre dans quelques jours, dans quelques heures ou même dans quelques instants ; — elle est surtout importante, dans la troisième période (celle de raccourcissement), pour prévenir les malheurs attachés à la suppuration. Il dit que lorsque la quatrième période s'annonce, l'application du feu peut encore être capable de provoquer l'absorption du pus, de faire porter cette matière à l'état organique. En général, plus la maladie a duré, plus elle est grave, plus il importe d'agir fortement.

Il a obtenu beaucoup de succès par l'emploi du feu ; — mais cette méthode est déjà jugée quant à ses résultats : — on a à redouter une suppuration trop abondante à la chute des escarres, et la propagation de l'inflammation du dehors au dedans. — Il faut donc, avant de se décider à employer ce moyen énergique, qui laisse à sa suite des cicatrices étendues, avoir pesé toutes les chances de succès et d'insuccès. — A la période d'allongement, il n'est pas douteux que la cautérisation produise de bons effets ; mais si les vésicatoires suffisent, si l'on peut obtenir

---

(1) *Opus cit.*

la guérison par des moyens plus doux, on doit y avoir recours. — D'ailleurs la brûlure par le fer rouge a quelque chose de barbare : ce rechaud, ces fers, donnent de l'épouvante aux malades, et, dans la pratique civile, elle est fort peu praticable. Cependant lorsque l'indication est précise, lorsque l'application du fer peut contribuer à guérir une maladie de la hanche avancée, on ne doit pas hésiter à la proposer, à user même de toute son influence pour y décider les malades.

Les abcès qui se forment à cette période de la maladie, offrent deux caractères différents imposés par le tempérament, l'âge, ou l'intensité du mal. Les uns, dont le siége est ordinairement à la fesse, ont une marche plus franche, des symptômes précurseurs plus aigus; ils sont dus à la transmission de l'inflammation articulaire ; ou à celle qui s'établit par suite des tiraillements, du gonflement des muscles et des ligaments. Ils s'annoncent tantôt avec de vives douleurs, et les phénomènes de réaction dont j'ai parlé, tantôt avec peu de souffrance et réaction modérée ; ces différences tiennent principalement à l'influence de la cause constitutionnelle, et même de la cause déterminante.

Lorsque la fluctuation est manifeste, on doit ouvrir l'abcès ; la sortie du pus diminue les souffrances du malade, soulage l'irritation intérieure ; une ouverture étroite, pratiquée par une simple ponction, doit servir à faire évacuer ce fluide. Il arrive souvent qu'il s'établit des trajets fistuleux ; alors on se comporte comme le cas l'exige. C'est dans ces circonstances ou les injections iodées ont réussi, lorsque leur nature était scrofuleuse, ce qui est très-fréquent dans cette affection.

Il en est d'autres qui offrent un caractère différent, ils tiennent de la nature des *abcès froids*. Leur siége est à l'aine, ou au bas–ventre, à la partie supérieure et antérieure de la cuisse, etc. Ils annoncent une constitution détériorée, une carie dans quelque point de l'articulation. Ces abcès se forment sans douleur, lentement; lorsque leur existence est reconnue, que la fluctuation est évidente, on conseille de les ouvrir. Rust recommande, si le foyer est très-vaste, de le traverser avec un trois-quart rougi au feu, et d'y passer une mèche de séton, après l'avoir échauffé par la brûlure ordinaire, disant qu'il n'est pas vrai que l'air extérieur et pur y soit aussi funeste qu'on l'a dit, à moins que ce même air n'y soit emprisonné par une trop petite ouverture et n'y soit altéré. Cette question n'est pas encore complètement résolue ; il est des cas où l'on est forcé d'ouvrir avec le caustique ces sortes d'abcès ; mais il est prudent de faire une ouverture étroite, oblique, de manière à changer les rapports des parties sous-jacentes avec les téguments ; il est plus aisé d'empêcher l'air d'y pénétrer, si on a le soin de fermer l'ouverture avec un peu de dyachilum. On peut ainsi évacuer, par plusieurs ponctions successives, le pus à mesure qu'il s'amasse. Trop souvent ces abcès ont des suites funestes ; le malade perd l'appétit, le sommeil ; le dévoiement survient ; il maigrit, perd ses forces ; et si, par des médicaments toniques, un régime fortifiant, on ne parvient pas à relever les forces, donner du ton à l'organisme, le malade succombe dans le marasme.

3° *Possibilité de réduction.* Lorsque l'art, aidé de la nature, parvient à détruire cette affection interne et les abcès qui en étaient un effet, le médecin doit s'occuper des fonctions que doit remplir le membre. Si la luxation est entièrement opérée, il faut placer la cuisse dans une position droite, afin que s'il survient une ankylose le malade puisse se servir de sa jambe assez facilement. Dans ce cas, on doit favoriser une fausse articulation ; en faisant opérer différents mouvements au membre, tout en soutenant, au moyen d'une ceinture placée autour du bassin, l'extrémité libre du fémur. Il vaut mieux aller lentement, avec prudence, accoutumer insensiblement le convalescent à la marche, que de s'exposer à voir renaître l'inflammation.

Mais on a mieux à faire, lorsque le danger est passé, que la maladie est guérie : on ne doit pas rester spectateur inactif de cette convalescence, livrer le patient aux suites fâcheuses d'une ankylose incomplète, c'est-à-dire le raccourcissement considérable du membre et son atrophie. La question de savoir si l'on peut réduire des luxations anciennes est discutée depuis longtemps ; les annales de la science contiennent des faits probants sur cette possibilité. Depuis plusieurs années, l'expérience et l'observation ont démontré que ces luxations n'étaient pas irréductibles, on a même réduit des luxations congénitales. Je crois donc qu'il ne faut pas abandonner à la nature un membre qui vient de subir une affection aussi grave que la fémoro-coxalgie, et qu'il est possible, même quand il y a eu des désordres considérables, de donner à ce membre une partie des mouvements qu'il possédait ou d'en diminuer le raccourcissement.

On peut lire dans les Mémoires de l'Académie de chirurgie (1) l'observation d'une dame de 22 ans qui eut, à la suite d'une abduction forcée de la cuisse droite, au moment de l'accouchement, une fémoro-coxalgie aiguë, avec dépôt purulent; il y a eu plus tard luxation spontanée en haut et en dehors, qui fut réduite 26 mois après l'accident; la jeune dame guérit. Cette observation qui, porte l'attestation de chirurgiens distingués, qui a été admise dans le recueil des Mémoires de l'Académie, et citée comme un exemple de luxation subite de la tête du fémur, fut l'objet de critiques de la part de quelques auteurs, et reléguée parmi les cas d'erreur de diagnostic, cette guérison étant contraire à leurs principes; tandis qu'elle est une preuve péremptoire de la possibilité de réduire les luxations anciennes. MM. Humbert et Jacquier ont rapporté ce fait en exposant les motifs qui réfutent les assertions des critiques (2).

On trouve dans un recueil de P. Sue (3) l'observation d'un enfant qui eut la petite-vérole à douze ans, dont il fut mal traité et dont il conserva des douleurs d'estomac et des coliques violentes. — Un an plus tard, il eut une coxartrocace qui parcourut ses périodes; il se forma une luxation consécutive de la tête du fémur en dedans et en bas, qui fut constatée par Moreau, chirurgien en chef de l'Hôtel-Dieu de Paris, et qui prescrivit l'usage des eaux de Bourbonne. Chemin faisant, on s'aperçut que l'enfant ne boitait plus, la tête était rentrée dans la cavité cotyloïde. — Au second bain qu'il prit, la cuisse se luxa de nouveau. Après un repos de quelques jours, on reprit l'usage des bains, et l'os déplacé rentra dans la cavité d'où il était sorti. — La luxation s'opéra une troisième fois avec les mêmes accidents; mais elle fut réduite d'elle-même au bout de quinze jours : cette fois la tête

---

(1) *Mémoires de l'Acad. de Chir.*, t. V, page 803, in-4°.
(2) *Op. cit.*, page 144.
(3) *Observations, remarques et réflexions sur quelques maladies des os*, par P. Sue.

du fémur resta en place, l'articulation fut fortifiée par des douches, le malade modifié par des remèdes internes. — Il était entièrement guéri.

Le docteur Salmade (1) a publié une observation très-intéressante et complète sous tous les rapports. Le sujet était un jeune homme d'un tempérament lymphatique. Vers l'âge de huit ans, il éprouva, en sortant de son lit, une douleur vive à la partie supérieure et externe de la cuisse; il y eut claudition. — Cette douleur persista malgré le repos ; un mois après, il se forma un gonflement œdémateux qui s'étendit progressivement depuis la région lombaire jusqu'au tiers inférieur de la cuisse. — Le moindre mouvement déterminait des douleurs vives qui arrachaient des cris au malade. Un chirurgien appelé se borna à l'application de topiques émollients qui soulagèrent un peu les douleurs pendant quelque temps; mais elles se renouvelèrent avec plus d'acuité, accompagnées de beaucoup de fièvre ; l'enfant maigrissait et dépérissait à vue d'œil. A cette époque, le membre s'allongea ; six semaines après, il se forma un abcès dont la fluctuation sourde et profonde paraissait se diriger vers l'articulation de la cuisse avec l'os innominé. — La tumeur se perça naturellement, et il en découla un pus clair, suivi de l'expulsion d'une matière visqueuse, analogue à l'humeur synoviale. La suppuration devenant abondante, l'enfant tomba dans la fièvre hectique. L'état était si grave que l'on s'attendait bientôt à voir terminer ses jours.

C'est alors que le docteur Salmade fut appelé, quatre mois après le commencement de la maladie; on lui adjoignit, comme consultants, MM. Portal et Sabatier. Ils diagnostiquèrent une maladie de la lymphe, un vice scrofuleux, qui, ayant porté son action sur l'articulation de la cuisse, avait déterminé le gonflement de la glande contenue dans la cavité cotyloïde. Cet enfant avait des engorgements aux glandes du cou et du mésentère.— L'allongement du membre, les abcès s'expliquaient par ces mêmes raisons. — Le pronostic fut fâcheux.

On donna les amers et les antiscorbutiques en tisane, en sirop, qui, au bout de quelques mois, produisirent de bons effets; car la santé devint

---

(1) *Luxation spontanée par vice scrofuleux,* par M. Salmade (*Journ. méd. cont.* Fructidor an IX.

meilleure, les fonctions se firent avec plus d'aisance. Quant à l'abcès, il continua de couler, et une matière concrète et granuleuse s'opposait de temps en temps à la sortie du pus ; celui-ci à cause de cette obstacle, s'infiltrant dans le tissu cellulaire, produisit divers clapiers à la partie supérieure et interne de la cuisse, près des muscles adducteurs. Il se forma un autre abcès d'où sortit une grande quantité de pus sanguinolent, fétide et granuleux ; — il y fut fait, pendant quelque temps, des injections détersives qui ressortaient par l'ulcération fistuleuse située au côté externe. — Il y eut quelques exfoliations de portions osseuses et de cartilages que la suppuration abondante entraîna. Les ligaments étaient relâchés, distendus ; la capsule de l'articulation, qui était aussi distendue, avait été corrodée en différents points par la suppuration ; alors la tête du fémur se déplaça tout à fait, et se porta sur la face externe de l'os innominé.

Tous les signes de la luxation du fémur, en haut et en dehors, se produisirent. A dater de ce jour, il y eut de notables améliorations : les douleurs diminuèrent, la suppuration devint louable de plus en plus, et ne fut pas si abondante.

Le docteur Salmade conseilla à son malade de se lever du lit et d'essayer de marcher avec des béquilles ; ce qu'il ne put faire pendant un mois, à cause de sa grande faiblesse et de l'engourdissement du membre, qui était grêle, raide et court. Peu à peu, il parvint à marcher avec des béquilles ; les abcès tarirent, et, au bout de quelques mois, ils étaient cicatrisés. L'articulation de la cuisse avec la jambe était tellement raide, qu'on craignait l'ankylose. Cependant, au moyen de divers mouvements et des extensions douces, cette cuisse reprit sa rectitude naturelle, sa longueur et ses mouvements.

« Les mouvements qui ont été graduellement faits, dit M. Salmade, en portant le membre en dehors et en l'étendant, ont dû avoir le double avantage de lui redonner sa rectitude et sa longueur naturelles. Il est, en effet, concevable que le membre ait repris sa longueur première par les extensions qui ont été employées ; la tête du fémur, placée derrière la cavité cotyloïde et ramenée tous les jours à sa place, produisait une légère pression sur les cartilages et les affaissait un peu. Ces pressions répétées, jointes à la destruction d'une partie de ces corps par la suppuration, ont

réformé la cavité qui avait été destinée d'abord par la nature à recevoir
la tête de l'os. » L'enfant, qui marchait d'abord sur la pointe du pied,
a pu insensiblement appuyer tout le pied; enfin, il ne lui resta presque point de raccourcissement dans le membre, et sa santé devint floris-
sante.

Les deux dernières observations sont une preuve que la fémoro-coxalgie peut survenir seulement par cause interne.

MM. Humbert et Jacquier ont publié des faits nombreux de luxations
consécutives, dont ils ont obtenu la réduction ; — ils ont été les premiers
à rompre la barrière des préjugés, de la routine. Quelque critique qu'on
leur adresse relativement à leurs moyens orthopédiques, à la véracité de
quelques-uns de leur récit, on ne peut pas nier qu'ils aient fait faire un
grand pas à cette partie de l'art chirurgical (1).

Le docteur Le Sauvage, qui a développé l'opinion de J.-L. Petit sur
l'augmentation de la synovie comme cause de luxation, dit positivement
qu'on peut réduire les luxations consécutives, lorsque la maladie articulaire est guérie (2).

4. *Anatomie pathologique : suites.* — On a eu souvent l'occasion de constater les désordres que laisse après elle cette grave affection sur les parties
qui en ont souffert. Cette inspection a inspiré des idées systématiques qui
ont influé sur l'appréciation de la nature, le traitement de la maladie.
Ainsi, pour Rhust, c'est la tête du fémur qui se carie, successivement
l'acetabulum et les parties voisines. Pour J.-L. Petit et le docteur Le
Sauvage, c'est une espèce d'hydropisie, le mal débutant par la synoviale.
Portal a trouvé sur trois cadavres la glande synoviale très-gonflée, plus
ou moins durcie, altérée quelquefois, remplissant une partie ou la presque totalité de la cavité cotyloïde, qui contenait en même temps des
matières concrètes, granuleuses, stéatomateuses, et du pus de mauvaise
qualité ; il en a conclu, avec raison, que le fémur était expulsé de la cavité

---

(1) *Opus cit.*, pag. 238 et suiv.
(2) *Opus cit.*

cotyloïde, à cause de ces désordres, sans que l'inflammation, ni des chutes, ni des efforts aient contribué en rien à la production de cet engorgement.

D'après Boyer, la lésion commencerait par le gonflement du cartilage qui tapisse la cavité cotyloïde, celui qui recouvre la tête du fémur, le ligament rond et surtout la glande synoviale.

L'altération la plus ordinaire, selon Brodie (1), est l'ulcération des cartilages. Elle attaque d'abord le cartilage de la cavité cotyloïde ensuite celui de la tête du fémur, d'où elle s'étend aux os qui se carient. La tête du fémur diminue de grosseur, et la cavité devient plus profonde, plus large; un abcès se forme dans l'articulation, qui, après quelque temps, se fraie un chemin par l'ulcération au travers de la synoviale et de la capsule, enflammées, épaissies, pour gagner les parties molles voisines.

Il a observé quelquefois que le cartilage, avant de s'ulcérer, éprouve un changement particulier de structure, devenant mou, et prenant une apparence fibreuse. Cet état, selon lui, est un avancoureur de l'ulcération, mais non pas dans tout les cas.

Tantôt l'ulcération des cartilages commence par leur surface libre, tantôt par leur surface adhérente. — Il attribue ce dernier à une sorte de travail diminutoire dont John Hunter a parlé, et se développant par la présence, ou à l'occasion de certains corps inertes en contact avec les tissus vivants. Le premier serait produit par l'action des propres vaisseaux des cartilages, dont il admet l'existence.

Il est très-rare de constater les légions anatomiques à la première période et même à la seconde. Voici deux faits authentiques :

Desault eut occasion de faire l'autopsie d'un individu à une époque peu avancé de la maladie. Il trouva les désordres qui suivent : « La capsule, encore entière, était allongée de haut en bas. La tête du fémur, située au côté externe et sur le bord de la cavité cotyloïde, répondait en bas à la capsule très-tirallée et dans une tension manifeste; en haut, au cartilage

---

(1) *Traité des Maladies des articulations*, par Brodie, traduit de l'anglais par Léon Marchand. Paris, 1829.

articulaire déjà gonflé au point de remplir une partie de la cavité. La synovie était en moindre quantité que dans l'état naturel » (1).

Le fait rapporté par Brodie est un exemple frappant de la rapidité de la marche et de la terminaison funeste d'une inflammation de la membrane synoviale, à l'état aigu. Il concerne une jeune demoiselle de neuf ans qui tomba en jouant, et se fit une entorse à la hanche, le premier janvier 1808. Elle éprouva si peu d'incommodités, qu'elle se promena ce jour comme à l'ordinaire. Le soir, elle dansa ; mais comme elle fut prise de frissons, elle fut transportée à la maison et mise au lit. Le lendemain elle se trouva très-indisposée, et se plaignit de douleur à la cuisse et au genou ; le jour suivant elle souffrit de la hanche et eut beaucoup de fièvre. Les symptômes persistèrent ; elle tomba dans le délire, et mourut précisément une semaine après l'accident. — On fit l'examen du corps le jour suivant. Les viscères du thorax et de l'abdomen furent trouvés dans un état parfaitement sain. La cavité cotyloïde de la cuisse malade contenait environ une demi-once de pus très-foncé ; et la membrane synoviale qui enveloppe le cou du fémur, était détruite par l'ulcération dans l'étendue d'environ un schelling (un franc) (2).

Quel que soit le point de départ, les lésions sont relatives au degré de la maladie, à son intensité, à l'état du malade, à l'influence de la cause constitutionnelle. — En général, les autopsies faites sur des individus qui avaient parcouru toutes les périodes, ont montré des lésions plus graves. — Ainsi les tissus cellulaires sous-cutanés et intermusculaires sont infiltrés de sérosité ; les muscles sont pénétrés de sanie, amincis, macérés ; la capsule est détruite en tout ou en partie ; la glande synoviale est comme ulcérée ou fondue par la suppuration ; les foyers des abcès contiennent, dans les clapiers, du pus variable en couleur, en nature ; les os sont rongés par la nécrose ou la carie ; on rencontre leurs fragments nageant au milieu du pus qui remplit les clapiers ; on les a trouvés souvent ramollis, comme carnifiés, d'un aspect rougeâtre. Il est des cas

(1) *OEuvres chirurgicales de Desault*, t. I, page 422.
(2) *Opus cit.*, page 50.

où la carie a détruit complètement la tête du fémur et même une partie de son col. On a vu aussi le fond de la cavité cotyloïde atteinte de carie , percée d'une infinité de petits trous , ou détruite de manière à former une large ouverture communiquant avec l'intérieur du bassin ; d'autres fois la destruction s'est portée sur ses bords. La tête du fémur , atteinte de carie , placée depuis quelque temps sur la face externe des os des îles , altère cet os. Elle présente alors un aspect noirâtre , un ramollissement de son tissu.

Il est une autre question fort importante dont la solution influe nécessairement sur le pronostic des luxations consécutives et leur traitement : celle qui concerne l'état subséquent de la cavité cotyloïde lorsque la tête du fémur est expulsée. On avait dit , écrit qu'elle se déforme , qu'elle se remplit de matières de nature diverse , qu'elle disparaît même. L'expérience a prouvé que ces cas étaient exceptionnels , si toutefois on ne pouvait encore espérer de détruire par la pression de la tête fémorale les matières molles contenues dans la cavité. — Morand (1) et d'autres auteurs ont publié des faits qui prouvent qu'elle se conserve. Boyer pense que la cavité cotyloïde se déforme plutôt par suite de la pression que l'os exerce sur elle de dehors en dedans , que par toute autre cause ; qu'en général elle a une grande tendance à se conserver. Les faits de réduction de luxations anciennes ou consécutives démontrent que , non-seulement les surfaces articulaires ne sont pas entièrement déformées , mais que les brides , les attaches qui s'étaient formées entre la tête du fémur et la partie avec laquelle elle est en contact , ne sont pas définitives , insurmontables.

Bien plus , il paraît qu'à moins de causes modificatrices , la forme des os , comme celle des autres organes , est déterminée primitivement , et se développe dans les limites de la structure définitive. Au nombre des faits qui pourraient appuyer cette proposition , il en est un qui se rapporte directement à la cavité cotyloïde. M. Olivier d'Angers , chargé d'examiner un fœtus monstrueux , trouva les deux fémurs hors de leurs cavités placés immédiatement en haut et en dehors de ces cavités , qui étaient parfaite-

---

(1) *Mém. de l'Acad. de chir.*, t. II, pag. 155.

ment formées. « Cette dernière particularité , dit-il, fournit un argument contraire à l'opinion de plusieurs auteurs qui pensent que la luxation dont il s'agit peut résulter de l'étroitesse des cavités cotyloïdes , ou de leur peu de profondeur pour loger la totalité de la tête des fémurs. Ici ces deux cavités étaient larges et profondes , et il fut aisé d'y introduire les deux os déplacés ; en outre , le vice de conformation datait des premiers mois de la vie intra-uterine, et il résulte de ce fait, que chez le fœtus , les cavités articulaires ne s'effacent pas lorsqu'elles ne contiennent plus l'extrémité osseuse qu'elles sont destinées à recevoir. » (1).

Le rôle du médecin n'est donc pas fini lorsqu'il est parvenu à guérir une fémoro-coxalgie avec luxation; il doit en tenter la réduction, ne pas attendre même trop longtemps; préparer le malade d'avance par la position et quelques extensions douces. Mais c'est ici où la pratique est souvent en défaut ; on n'a pas affaire à une luxation primitive qu'on doive réduire en quelques moments à l'aide d'efforts considérables.— La réduction ne doit s'opérer que lorsque la tête du fémur est libre , dégagée des liens nouveaux qui l'avaient déjà fixé. Il faut que l'extension soit douce, intermittente , élastique. Les moyens employés par M. Humbert manquent un peu de ces qualités ; ils rappellent la mécanique ancienne; on verra dans le chapitre suivant comment on doit agir en pareille circonstance.

Il est un dernier point que je ne puis passer sous silence. — Il reste presque toujours chez les individus qui ont été guéris de la fémoro-coxalgie à la première période et après la réduction , un raccourcissement plus ou moins prononcé du membre affecté. Quelques auteurs en ont accusé une déviation du rachis , qui serait survenue ou qui aurait préexisté à la maladie de la hanche; mais ici la claudication ne serait que relative , les membres devant avoir une égale dimension. Il est évident que lorsque la cuisse a été dans l'inaction pendant deux ou trois années, surtout avant que le corps ait acquis son complet développement , il reste toujours un peu d'atrophie qui porte sur le volume.

(1) *Traité des Maladies des Enfants*, par Billard, p. 701, à la note.

Lorsque la guérison a eu lieu après ces désordres et le déplacement du fémur, on trouve ou une ankylose ou une pseudarthrose. L'ankylose complète ou la soudure intime de deux os est rare. Il y a, dans la plupart des cas de cette espèce, des tissus, soit de formation nouvelle, soit appartenant aux muscles ou aux ligaments qui peuvent être modifiés ou détruits.

La pseudarthrose, que l'on favorise dans la luxation du fémur, en haut et en dehors, peut remplacer l'articulation normale dans des limites peu étendues. — Le travail qui s'opère alors n'est pas purement mécanique : ce n'est pas seulement par pression que la tête du fémur amincit, déforme le point de l'os coxal sur lequel elle appuie, car elle-même se modifie, ainsi que toutes les parties voisines ; c'est un mouvement vital organisateur qui transforme cette partie en un organe complexe, destiné à restituer les mouvements au membre. — Il s'est formé une cavité pour y loger la tête du fémur, qui s'aplatit, diminue elle-même, les muscles se transforment en ligaments ; de telle sorte qu'à l'aide d'un talon, le malade peut marcher. L'anatomie pathologique a fait connaître ce qui s'était opéré dans ces parties. Toutefois, il faut beaucoup de temps pour que la nature constitue une fausse articulation solide.

Voilà, je crois, les causes les plus communes du raccourcissement dont j'ai parlé. — Mais il en est une autre qui jusqu'ici a fixé peu l'attention des médecins ; je pense qu'elle est la plus générale. — C'est l'obliquité plus prononcée du col du fémur par rapport à l'axe de cet os. — M. Chassaignac et M. Malgaigne (1), qui ont traité cette question à propos des fractures du col du fémur, disent que les variétés d'incidence du col influent sur la stature, dans les individus du même sexe, et chez les femmes comparativement aux hommes ; que c'est à des changements de direction imprimée au col fémoral que sont dus en partie les décroissements rapides dans la stature ; enfin, que très-probablement certaines claudications dépendent de ce que, chez les mêmes individus, l'obliquité du col est inégale dans les deux fémurs. C'est aussi une des causes prédisposantes à la fracture du col fémoral.

---

(1) CHASSAIGNAC, *De la fracture du col du fémur*. Paris, 1835. — Voyez le *Traité d'anatomie chirurgicale*, par Malgaigne. T. II, p. 545.

Si une obliquité plus grande peut exister sans cause apparente de maladie, elle sera bien plus probable si l'articulation est enflammée, car la lésion se propage quelquefois dans le corps du fémur, et le col est alors presque toujours plus ou moins affecté. Il en résulte un ramollissement, surtout chez les rachitiques, qui permet au col de faire quelquefois un angle droit et même aigu avec l'axe du fémur, soit par l'action des muscles de la fesse, soit par le poids du corps. Le fait rapporté à la page 12 de ce Mémoire en est un exemple péremptoire : cette personne a été guérie, par MM. Lallemand et Rech, d'une fémoro-coxalgie avec allongement ; il lui est resté un raccourcissement de quelques lignes, provenant d'une plus grande obliquité du col fémoral de ce côté. Dzondi a indiqué l'irritation sympathique dans le col comme cause de la diminution de son angle, amenant un léger raccourcissement (page 20 *suprà*). Je crois donc être en droit d'assurer que le raccourcissement du membre qui reste après la guérison de la luxation spontanée du fémur provient principalement de cette cause.

Enfin, il est une question dont la solution peut jeter quelque lumière sur le pronostic de cette affection. La capsule est-elle toujours largement rompue dans les luxations du fémur ? En d'autres termes, ces luxations sont-elles toujours complètes ? — Il est permis d'en douter, en se rappelant les individus qui ont joui de la facilité de se luxer la cuisse, et de la replacer par la seule force musculaire (page 6 de ce Mémoire). — J'adopte entièrement l'opinion de M. Malgaigne à ce sujet, qui a prouvé par ses travaux que le dernier mot n'était pas dit sur les luxations et les fractures : — il a exposé ses idées à ce sujet dans un Mémoire spécial (1). — Il dit ailleurs, qu'à raison du peu d'étendue de la capsule, pour peu qu'il en reste seulement la quatrième partie intacte, les luxations du fémur sont incomplètes : c'est, selon lui, en avant et en bas que la tête luxée peut le moins s'éloigner de la cavité, ce qui est contraire à l'opinion générale ; en haut et en dehors qu'elle peut s'en éloigner le plus, ce qui tient à la différence de longueur des por-

_____

(1) *De la nature des luxations coxo-fémorales primitives.* — *Gaz. méd.*, 1830, p. 139.

tions de capsule restées intactes (1). — Portal, qui indique comme une des causes de cette maladie la trop grande largeur de la cavité cotyloïde relativement à la tête du fémur, met en doute la luxation qui aurait pour cause seulement la rupture ou la destruction du ligament inter-articulaire, parce qu'il a vu ce ligament manquer des deux côtés sur le même cadavre, et du côté gauche, seulement sur un autre, sans que la tête du fémur ait cessé d'être parfaitement en contact avec les parois de sa cavité. — Je rappellerai à ce sujet l'observation que j'ai citée de Desault, où l'on trouva, quoique la tête du fémur fût presque hors de sa cavité, la *capsule entière*, mais très-tendue. — Dans la fémoro-coxalgie, les ligaments ont perdu de leur densité; et lorsque la capsule n'est pas détruite par la suppuration, lorsque la tête est expulsée de la cavité cotyloïde, elle peut être arrêtée par une portion de ce ligament. On sait aussi qu'il est des individus prédisposés aux luxations , à cause de la laxité des ligaments et du peu d'inertie des muscles. Il est donc probable qu'il est des cas assez nombreux où la luxation n'est pas complète.

Tout cela est d'une haute importance pour le pronostic et le traitement chirurgical de cette affection; car au lieu d'abandonner un individu atteint de luxation consécutive, on doit chercher à terminer la guérison en faisant la réduction par des moyens doux; s'il y avait impossibilité, on peut fixer la tête du fémur sur un point où il y ait aussi peu de raccourcissement que possible.

---

(1) *Traité d'anatomie chirurgicale et de chirurgie expérimentale*, t. II, pag. 549.

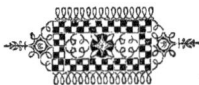

HISTOIRE DÉTAILLÉE

DE

LA MALADIE DE M. C. B.....

ET DE SON TRAITEMENT (1).

—⸙⸙⸙✳⸘⸘—

Le 10 mai 1841, je reçus la visite de M. et Mme B..... pour me con-
sulter sur une maladie de la hanche dont était affecté M. C., leur fils
unique. Je me rendis le lendemain dans un logement qu'ils occupaient chez
leur oncle. Avant d'examiner le malade, je priai les parents de me
raconter ce qui avait eu lieu antérieurement. Voici ce que je recueillis
de leur récit :

Du côté du père la santé est bonne ; Madame, mariée jeune, était frêle et
délicate ; elle fit une fausse couche : M. C. fils eut une enfance très-
maladive. Dès son bas-âge il fut atteint d'une de ces affections qui entraî-
nent une fin funeste, par suite de la suppuration et du marasme, ou qui
laissent, après leur guérison, une difformité incurable, disgracieuse ; c'est
ce qu'on nomme en médecine la *carie tuberculeuse des vertèbres*. Des soins
bien entendus, continués longtemps, dirigés par un chirurgien habile (2),
arrêtèrent les suites fâcheuses d'un état si dangereux, surtout par l'emploi

---

(1) Ce malade ayant été traité dans une ville voisine, quoique très-près de
Montpellier, il en est résulté une correspondance dont je ne puis m'empêcher de
me servir.

(2) Le professeur Delpech.

du coucher horizontal sur un lit dur; il resta, au lieu d'une courbure angulaire, fixe, comme il arrive alors, une déviation à cercle étendu.

Plusieurs années s'écoulèrent depuis ce rétablissement remarquable, pendant lesquelles M. C. se développa dans toutes les parties du corps selon que le comportait son âge. Cependant sa *constitution lymphatique* n'avait pas été assez modifiée pour le mettre à l'abri de certaines manifestations morbides qui surviennent sous son influence. Aussi, vers l'époque de la puberté, époque où les maladies de la hanche sont plus fréquentes, car alors il s'opère dans l'os iliaque un travail définitif de réunion et de soudure, le jeune C. éprouva quelque fatigue, de l'endolorissement dans cette partie, du côté droit. Une circonstance accidentelle mit en évidence cet état existant depuis quelque temps d'une manière sourde et latente. Ayant pris un bain à la mer par une température froide, M. C. fut indisposé toute la journée, et le lendemain il eut un accès de fièvre qui ne se renouvela pas, mais qui fut le commencement d'une maladie grave.

Les jours suivants l'articulation coxo-fémorale fut prise de douleurs dont la nature variait, mais qui augmentaient en intensité. La tuméfaction survint, les mouvements furent de plus en plus gênés. Les choses ne restèrent pas en cet état : le malade éprouva des phénomènes dont il a rendu un compte exact, qui prouvent un malaise, un sentiment de gêne et surtout l'allongement progressif du membre affecté, qui lui imposait la nécessité de le mouvoir en *fauchant*. Une douleur vive s'établit à la face interne du genou; elle s'est continuée, en variant d'intensité, sans qu'on eût remarqué ni gonflement, ni chaleur dans cette partie. Ces symptômes, surtout les douleurs de la hanche, continuèrent et furent si atroces, que le malade passa plus de deux mois sans sommeil.

Il n'y eut pas d'abcès. Mais les mouvements de l'articulation n'étaient plus libres; le membre était allongé, raide, ne pouvant servir ni à la station, ni à la déambulation.

Je n'ai pas le souvenir exact du traitement qui fut fait alors, mais l'idée d'une ankylose fut émise par un médecin. C'est probablement pour l'éviter que M. C., un peu calmé, fit une course dans une *voiture rude;* pendant un cahot, celui-ci sentit une douleur plus vive à l'articulation coxo-fémorale, accompagnée d'une sensation de *craquement.* C'est environ six mois après l'invasion de la maladie que M. C. fut soumis à mon examen, dont voici le résultat :

Ce jeune homme a environ 16 ans ; sa taille, pour son âge, serait assez élevée si elle ne s'affaissait à cause de la déviation dorsale, à courbure postérieure, et de l'affection de la hanche. La santé paraît assez bonne ; les digestions se font assez facilement, la respiration est aisée, quoique le thorax soit plus développé selon le diamètre antéro-postérieur que selon le diamètre transverse.

Cependant l'aspect général du malade annonce que le fond de la *constitution* est scrofuleux. Une déviation considérable, à convexité postérieure, comprend et déplace les huit ou neuf vertèbres dorsales inférieures : cette courbure, pour les besoins de l'équilibre, nécessite l'exagération de celle du cou et de celle des lombes ; la première a plus de rayon que la lombaire, ce qui donne au port de la tête une position qui la place en arrière de la verticale, et fait paraître les épaules plus élevées, par suite de la diminution dans la hauteur de la région cervicale. Cette courbure, n'est ni fixe ni angulaire ; elle est mobile de manière à augmenter ou diminuer de rayon selon que le malade est debout ou couché.

C'était, comme on le voit, un fâcheux antécédent, et qui devait inévitablement être peu favorable au pronostic de l'affection nouvelle.

Quant à l'inspection des membres, pour éviter toute sorte d'erreurs dans leur comparaison, je tins compte de la courbure dorsale déjà décrite compliquée d'une légère courbure latérale, et du mode singulier des attitudes que nécessitait cette conformation anormale. A première vue, les deux membres inférieurs sont inégaux en épaisseur et en longueur ; celui du côté droit est plus grêle, plus court, presque privé de mouvement. Je commençai par mesurer les deux membres, parties par parties, en prenant pour point de départ les saillies osseuses ; les cuisses, les jambes des deux côtés étaient égales en longueur ; il en était de même en comprenant dans la mesure, depuis le sommet du grand trochanter jusqu'au sommet de la malléole externe ; mais lorsque je mesurai depuis la malléole externe jusqu'à la crête externe de l'os iliaque, je trouvai le membre droit plus court de deux pouces et demi. La pointe du pied du membre affecté était tournée en dedans, le genou et la jambe, du même côté, inclinés en dedans et se rapprochant de l'autre membre. En pressant légèrement, même au niveau de la fosse iliaque externe et au pourtour de la tumeur qui y existe, on provoque de la douleur. Il y a encore de temps à autre de la *gonnalgie*.

Le malade placé debout et bien équilibré, on constate que les plis des deux fesses ne sont pas sur la même ligne, celui de la fesse droite est plus élevé. Cette même fesse paraît plus arrondie, quoiqu'en réalité elle soit plus maigre, que l'autre. Les deux éminences trochantériennes ne sont pas à la même hauteur. Celle du côté malade est plus rapprochée de la crête iliaque, ce qui a été constaté par des mesures.

Si l'on cherche à imprimer au membre un mouvement de rotation selon son axe, on éprouve une grande résistance; il en est de même pour les mouvements d'adduction et d'abduction. Cependant, en agissant avec lenteur dans le sens de flexion, la jambe se plie un peu sur la cuisse; ce qui prouve qu'il y a dans la hanche un peu de mobilité; ceci était important pour la famille et le malade, car, on leur avait persuadé qu'il y avait ankylose, et qu'il n'y avait plus rien à faire.

M. B..... partit en me laissant le soin de lui écrire mon opinion sur ce que je venais d'entendre et de voir. J'avoue qu'au premier moment je fus embarrassé, non quant au diagnostic, mais pour le jugement que je devais porter sur cette *luxation spontanée* arrivée à la seconde période, chez un jeune homme qui portait les traces d'un état pathologique grave, dont la constitution était encore scrofuleuse. Alors passèrent dans mon esprit les faits nombreux de cette affection, où, des abcès se formant sous l'influence de l'inflammation chronique avec caractère scrofuleux, elle se terminait par la destruction des parties molles, la carie des os, ne laissant d'autre alternative que la mort, à la suite du marasme, ou la guérison avec ankylose, et raccourcissement du membre. J'avais aussi l'opinion écrite d'un très-grand nombre de médecins, qui conseillent de traiter énergiquement par les moyens convenables les symptômes de la maladie, de favoriser l'ankylose dans les cas graves, ou une fausse articulation dans ceux qui, plus rares, n'ont pas présenté des suppurations abondantes; mais de ne pas chercher à *allonger* le membre.

Cependant le monde médical était déjà saisi de l'ouvrage remarquable de MM. Humbert et Jacquier, dans lequel se trouvent des cas de guérisons complètes; l'enceinte de l'Académie royale de médecine avait retenti plusieurs fois de discussions relatives surtout à la possibilité de réduire les luxations congénitales; enfin, dans mes recherches, j'avais recueilli plusieurs faits prouvant la possibilité de réduire les luxations anciennes, à plus forte raison pouvais-je espérer d'empêcher un membre, affecté de luxation spontanée, de rester impropre aux mouvements qui lui sont dévolus, et de lui restituer une partie de sa longueur normale et de sa mobilité. C'est après avoir murement réfléchi sur cette question, après avoir pesé toutes les raisons, apprécié tous les faits, que j'envoyai à M. B..... la consultation dont on a déjà lu une partie, et dont voici les indications curatives:

Une indication préalable, nécessaire, consistait à détruire l'inflammation existant encore dans la *hanche droite*, quoique à l'état chronique, qui menaçait de se raviver à la moindre occasion; je conseillai pour cela le repos absolu, et les antiphlogistiques.

La seconde, sans laquelle on ne pouvait espérer une terminaison heureuse de l'affection, était de modifier profondément la constitution de M. C., sous l'action de laquelle deux maladies graves s'étaient développées; ajoutant que cette médication devait être longtemps continuée avec les variations dans le choix, les doses et les modes de préparation des agents thérapeutiques exigés par les circonstances. A cette indication se rattachait le régime dirigé de manière à seconder les effets de la médication; certains moyens de ce régime devaient aussi tendre à diminuer les effets d'un repos trop prolongé; je conseillai, pour atteindre ce double but, les amers, mais surtout le perchlorure d'or; les frictions toniques sur les membres et le dos; une bonne alimentation, composée principalement d'aliments tirés du règne animal.

Enfin, lorsque tout phénomène d'irritation aurait cessé dans la hanche affectée, l'indication dernière était de ramener le membre à sa longueur normale, de remettre les surfaces articulaires en rapport. Je disais que j'aurais recours à des appareils mécaniques qui opèreraient avec douceur et peu à peu l'extension du membre, jusqu'à ce qu'il fût arrivé au point voulu pour le replacement. J'ajoutais que cette partie du traitement ne pouvait avoir de fâcheux effets, ni être trop pénible pour le malade, car la première

condition de succès dans des cas semblables est d'éviter la fatigue, surtout
la douleur.

Je conclus en disant à M. B.... que son fils pourrait, au moyen de
ce traitement, dont je ne pouvais déterminer la durée, guérir entièrement
de cette affection de la hanche, avec le retour de la cuisse à sa longueur
normale ; mais que si, par un événement quelconque, cet allongement
ne pouvait pas s'opérer complétement, ce qu'annonceraient le retour des
douleurs, la résistance des muscles ou la manière dont agirait l'appareil
d'extension sur le membre et le bassin, ainsi que l'état général du malade, le but du médecin était de se borner à maintenir le membre dans
un point où il y ait le moins de raccourcissement possible, et les
mouvements conservés. Dans l'une et l'autre supposition, le malade,
à la fin du traitement, serait obligé de porter une ceinture dont le
mécanisme s'étendît de manière à soutenir la courbure dorsale, dans
le but de faciliter tous les mouvements du corps, surtout pendant la
marche, de donner de la solidité aux muscles et à l'articulation
coxo-fémorale, jusqu'à ce que l'exercice les ait fortifiés : cette ceinture,
au bout d'un certain temps, devait devenir inutile.

M. B..... ayant adopté ce plan de traitement, et m'ayant confié son fils,
je fus le visiter. J'examinai une seconde fois le malade ; je m'informai plus
librement des circonstances antérieures, tout cela me confirma dans le
diagnostic que j'avais déjà porté. Je conseillai le repos et l'application des
sangsues ; celles-ci ne furent pas appliquées d'abord ; pour le premier, il
n'était guère possible de le faire garder strictement, le malade montant
ou descendant de sa chambre avec des béquilles. A une seconde visite
les douleurs et l'engorgement de la hanche avaient augmenté ; cela prouvait que l'inflammation existait encore et menaçait d'aggraver le mal.
J'ordonnai qu'on le tînt couché autant qu'il le pourrait, de lui faire appliquer des sangsues au niveau de l'articulation et de faire des fomentations
émollientes.

Désirant l'habituer insensiblement à la mobilité du membre, et lui
donner une position forcée du repos, j'avais envoyé un pupitre, dont le
châssis supérieur, divisé en deux parties, figurait deux plans inclinés, ou
deux côtés d'un triangle dont le sommet répondait au creux du jarret ;

l'extrémité correspondante au pied, s'engrenait à volonté dans des crans creusés sur le châssis inférieur reposant sur le lit; le premier cran donnait, à peu près sur toute la longueur, trois pouces de hauteur, et chaque cran augmentait cette hauteur d'environ 4 lignes. Je laisse parler le malade sur l'emploi de ces moyens :

« Monsieur.............. Voici la preuve de ma soumission à vos prescriptions.

« 23 mai. Malgré mon excessive répugnance pour les sangsues, j'en ai souffert l'application, et onze sur douze ont pris et ont coulé jusqu'à onze heures du soir, favorisées qu'elles étaient par l'application d'un cataplasme de farine de graine de lin plusieurs fois renouvelée : cette saignée m'a procuré un léger soulagement dans le membre malade.

« 24 mai. Le matin friction sèche, immédiatement après friction avec la teinture de quinquina, usage pendant trois heures environ du pupitre placé à son premier cran. Le soir du même jour, friction sur le membre malade.

« 25 mai. Comme précédemment, le pupitre monte à son 4ᵉ cran. *Douleur supportable.*

« 26 mai. Friction comme précédemment, le pupitre monté à son 6ᵉ cran.

« J'observe autant que possible le repos que vous m'avez ordonné, et je ne prends, à titre de récréation, que deux heures par jour, pour me lever du lit et marcher avec l'aide de mes béquilles. Si vous trouvez que cela soit contraire à ma maladie, je suis prêt à me soumettre à tout ce que vous m'ordonnerez. »

La saignée par les sangsues, les cataplasmes émollients et les fomentations, diminuèrent cette irritation, qui tendait à se raviver, et soulagèrent assez le membre malade pour permettre qu'il fût placé sur le pupitre; car, les premiers jours de l'usage de ce dernier, ainsi que le malade me l'écrivit, il éprouvait, dans l'aine malade et dans les côtes inférieures de ce même côté, une certaine douleur supportable pourtant, quoiqu'il ne fût qu'au 2ᵉ cran.

Les jours suivants, la douleur, ne se fit sentir que lorsque le pupître fut placé au 4ᵉ cran. Les trois derniers jours il le monta au 6ᵉ cran pour trouver la même douleur. Ces divers exercices rassurèrent le malade sur la crainte qu'il avait eue d'avoir la cuisse ankylosée : « Il ne faut pas que j'omette, ajoute-t-il, de vous marquer que mon pied est parfois très-gonflé le soir ; je ne saurais en trouver la cause, car je fatigue peu dans la journée. Maman me continue les frictions ; comme parfois elles me procurent de la fatigue et de l'agitation, elle s'est bornée à me les faire sur le membre malade seulement. Il a été employé jusqu'ici deux onces de quinquina. »

Ce gonflement du pied, cette agitation, cette fatigue, indiquent la débilité du sujet et sa susceptibilité, et combien il était urgent de le fortifier par les toniques. Je faisais précéder la friction avec la teinture de quinquina par une friction sèche, afin d'opérer une légère exci-tation de la peau et la disposer à une absorption plus forte. Il y eut dans l'état général peu d'amélioration, mais il n'en était pas encore de même de la hanche, comme le prouvent les renseignemens suivants :

« Après un certain temps que la jambe est appuyée sur le pupître, le malade éprouve un fort tiraillement dans les côtes inférieures : *il lui semble,* dit-il, *qu'on lui taille cette partie du corps avec un instrument tranchant, et qu'il en sort du sang brûlant.* La douleur qu'il en ressent est cause qu'il ne peut rester longtemps sur le pupître. »

Il est probable que cette partie, jusques au-dessus des crêtes iliaques, était affectée ; que l'effort, tendant à plier le fémur sur l'os des îles, dé-terminait la bascule du bassin et plaçait certains muscles dans un état de tension anormale. Cela me fit comprendre que tout travail inflamma-toire n'était pas encore terminé dans cette articulation ou dans ses alen-tours. J'avais déjà fait commencer l'usage du perchlorure d'or à la dose d'un sixième de grain, le matin, suspendu dans l'eau distillée. Lorsque je fus voir M. C., je lui trouvai de l'agitation ; la hanche droite était encore engorgée, endolorie. Je fis suspendre le chlorure d'or, je recommandai le repos et de la modération dans le régime, priant M. B.... de me donner de ses nouvelles le plus tôt possible.

Quelques jours après, on me donna les nouvelles suivantes :

« D'après le conseil que vous nous avez donné, nous avons suspendu le remède ; quant aux frictions, nous ne les faisons pas quotidiennement, présumant qu'elles sont en partie la cause de l'agitation qu'éprouve le malade pendant la nuit.

« Nous avons aussi suspendu l'usage du pupître que vous nous avez envoyé, parce qu'il est trop long, et que le corps ne peut se placer tel que vous nous l'indiquez. Nous y avons suppléé par un drap de lit roulé, sur lequel repose le jarret du membre malade. Malgré ce moyen, nous avons remarqué que les deux fesses ne sont pas appuyées également sur un même plan ; la flexion de la cuisse ne se fait pas avec plus d'aisance, et la douleur sourde qu'éprouvait à l'aine le malade continue ; il nous semble même que la cuisse est un peu raccourcie.

« Nous désirerions bien vivement que le voyage que vous avec projeté de faire à C. pût avoir lieu sous peu. M. C. a certainement besoin d'être visité par vous.

« Avant-hier nous lui avons fait prendre un bain de propreté, dans lequel il est resté un quart d'heure environ, si vous pensez qu'il faille lui donner les bains aromatiques et que nous devions lui continuer le chlorure d'or, nous vous prions d'avoir la bonté de nous écrire. »

Cette lettre était fort peu rassurante ; un moment je craignis d'avoir trop promis dans les résultats du traitement ; évidemment l'irritation existait encore ; le gonflement, l'engorgement avaient probablement augmenté ; elle prouve aussi que la cuisse s'était raccourcie davantage. Quant à l'observation faite que la flexion de la cuisse ne s'opérait pas avec plus d'aisance, je puis assurer qu'à cette époque pendant l'usage du pupître, la cuisse se fléchissait en grande partie aux dépens du bassin. Quand je vis mon malade, ces symptômes s'étaient un peu amendés ; le bain qu'on avait donné, le repos furent utiles. Je proposais des sangsues, mais elles furent refusées ; on a vu avec quelle répugnance les premières avaient été appliquées. Deux mois s'étaient déjà écoulés, et cette irritation n'était pas entièrement détruite. Je me déterminai alors, pour empêcher en grande partie les va et vient du malade, de remplir la dernière indication, celle de ramener le membre à sa longueur normale, au moyen de l'extension.

Les frictions furent continuées soir et matin ; le chlorure d'or fut repris, ainsi que le régime tonique.

Après avoir calculé les efforts, les résistances, soit des muscles, soit des ligaments, je me décidai à faire l'extension d'abord horizontalement, et de la combiner plus tard avec celle où le membre serait dans la flexion. J'avais l'intention de rendre, par cette double direction, la cuisse mobile dans tous les sens. Pour remplir convenablement cette indication, il fallait des appareils disposés de manière à favoriser l'extension sans que le malade en souffrît, et qu'il pût les supporter aussi longtemps qu'il était nécessaire pour le résultat final. Je consultai les auteurs spéciaux en pareille matière, j'étudiai la description de leurs machines : je ne tardai pas à voir qu'il faut peu compter sur leur usage ; qu'il vaut mieux inventer soi-même, selon ses idées, le but qu'on se propose d'atteindre. C'est ce que je fis dans cette circonstance ; il fallait, d'ailleurs, profiter du lit de la maison, ce qui dérangeait toute combinaison préconçue. En conséquence, je fis établir, à une hauteur convenable du lit, un fond brisé vers la moitié de sa longueur. La portion correspondante aux membres inférieurs était immobile, tandis que la supérieure pouvait, au moyen des charnières, s'incliner à un degré voulu, pour permettre au malade de prendre une position moins incommode.

Assez versé dans la confection des machines, des appareils, il me fut aisé de combiner les moyens d'extension et de contre-extension ; mais, quoique les mesures prises fussent exactes, le malade étant hors de mon inspection quotidienne, il fallut du temps pour qu'ils fussent parfaitement accommodés. Il eût été plus facile de le faire si M. C. avait été dans mon établissement ; je compris alors combien il est difficultueux d'arriver au but désiré, lorsque le malade, portant une affection semblable, est chez ses parents ; car, il faut s'accommoder aux craintes de ceux-ci, aux caprices, aux désirs de celui-là. De cette manière il me fallut beaucoup de temps, des soins assidus, des calculs incessants pour arriver au but.

Un bas lacé très-souple, embrassant tout le membre, était mis avant l'application des autres appareils ; on conçoit l'importance de cette précaution si nécessaire pour éviter la stase des fluides dans les parties situées au-dessous des ligatures. Une espèce de bracelet lacé, échancré en avant sur le coude-pied et en arrière au niveau du bas de la jambe, se prolongeait sur chaque côté, au niveau des malléoles, par une courroie, l'une et l'autre de ces courroies, percées de distance en distance, étaient destinées à recevoir les crochets d'une tige plate, en forme d'accolade, assez longue pour les tenir écartées des malléoles. Au centre de cette tige était un anneau auquel se fixait un bout de cordon destiné à servir à l'extension. Ainsi disposé, en tirant par ce cordon, on fait suivre le pied, la jambe et même la cuisse, par l'intermédiaire du brasselet, et du bas lacé; l'autre bout de ce cordon, après avoir été réfléchi sur des poulies, était attaché au milieu d'un grand ressort à six lames jaugeant de 25 à 40 kilos. Un autre cordon, plus court, fixé à la bande opposée du ressort, d'une part, et de l'autre, à une poulie d'égrenage, servait, en s'enroulant dans la gorge de celle-ci, à déplacer le ressort, par conséquent à faire l'extension du membre. Au moyen de cet appareil, l'extension était élastique, indolente, de telle sorte que le ressort, ouvert à un certain degré, cédait si le malade contractait ses muscles, et obéissait, pour ainsi dire, à cette contraction; tandis qu'il se *refermait* lorsque le malade laissait son membre libre.

Cette circonstance est très-importante; l'on ne sait pas assez ce qu'on peut faire dans les extensions en les rendant élastiques. C'est une force qui agit à la manière des muscles lorsqu'ils se relâchent ou se contractent, quoiqu'elle appartienne à la mécanique morte. Sans ce puissant adjuvant, il me paraît impossible de faire l'extension plusieurs jours de suite, sans fatigue, sans douleur, en définitive sans accidents. De plus, j'avais combiné son action de manière que l'extension pût être faite graduellement et selon les sensations, le mode d'être du malade.

La contre-extension était difficile à constituer. En général, il faut compter sur le poids du corps, dont la face postérieure appuie sur le lit, comme résistance; j'ai eu l'occasion de l'observer dans ce cas. Cela ne suffit pas, la force extensive l'emportant de beaucoup. On a la ressource des brassières; mais de deux choses l'une : ou le malade s'y appuie en appliquant fortement ses bras contre les parois lattérales de la poitrine, ou il ne fait aucun effort et reste passif; dans le premier cas, c'est un exercice très-utile, car, il a le double avantage d'augmenter la contre-extension, et de fortifier les muscles du tronc, même ceux des bras, mais ces efforts sont et ne peuvent être que momentanés; dans le second cas, la force extensive se dépense en grande partie avant d'agir sur le bassin; il n'est d'autre moyen que de se servir de celui-ci. A moins d'en avoir l'expérience, on ne peut se faire une idée des obstacles qui se présentent de la part du malade, de la part des parents, et des combinaisons qu'il faut faire pour atteindre le but. Après beaucoup d'essais, je parvins à fixer le bassin au moyen d'une ceinture appuyant seulement sur le pourtour des os et n'exerçant aucune compression sur les parois du ventre; cette ceinture, résistante quoique souple, était fortement fixée par des courroies latéralles au fond du lit; un sous-cuisse élastique, disposé de manière à arrêter le retrait du bassin vers le bas, complétait cette partie importante de l'appareil. Des brassières, fixées au-dessus de la tête du malade, ser-vaient à augmenter la résistance, à le soulager, en distribuant les efforts sur une plus grande étendue de parties.

On conçoit qu'il fallut non-seulement beaucoup de temps, mais encore beaucoup de précaution pour ne pas raviver l'inflammation de la hanche. Les premiers mois se passèrent en faisant très-peu d'extension, le poids du ressort suffisait; et, c'est pendant que M. C. s'habituait peu à peu à ce nouveau moyen, pour lequel il avait de la répugnance, que je cherchai à rendre la ceinture moins fatigante, plus souple.

Le traitement interne se continuait. Le malade était nourri principale-ment avec de la viande; les frictions étaient faites régulièrement. Sa santé se fortifiée,

L'extension horizontale fatigue insensiblement et ne peut opérer le déplacement du fémur que dans une direction; il fallait à tout prix le rendre mobile dans tous les sens, d'autant plus que les douleurs se manifes-taient de temps à autre, surtout le soir, dans la cuisse et le bassin.

Je m'occupai donc de remplir cette importante indication; c'est-à-dire, de faire l'extension, le membre étant tenu dans la demi-flexion. Ici les diffi-cultés étaient plus grandes; d'abord à cause de l'appareil lui-même, ensuite

parce qu'il fallait se servir du lit de la maison. J'y réfléchis pendant longtemps ; je calculai les effets à produire tout en évitant la souffrance et
les douleurs. Je parvins à ce que je désirais obtenir.

Cette mécanique ne peut bien être comprise que par un dessin. Mais voici
comment elle agissait : le bas lacé, le bracelet de la jambe et toutes les autres
pièces de l'appareil déjà décrit, servirent dans ce cas ; il fallait, pour
ainsi dire, tenir suspendu par le jarret le membre malade, tandis qu'il
serait fixé au lit par le bassin, et arrêté en bas par le cordon servant à
l'extinction. Je fis établir une potence qui, au moyen d'une vis, pouvait
être fixée à volonté sur un point de la partie immobile du fond du lit, au
niveau, et un peu en dehors du tiers supérieur de la cuisse malade; à l'extrémité supérieure et recourbée de cette potence, était fixé à charnière une
lame de fer ayant le bord supérieur aminci comme une lame de couteau, et
s'appuyant par l'autre bout sur le rouleau inférieur du lit. Deux lames de
fer unies de manière à former une croix, avaient à leur centre une tige
recourbée qui était accrochée à cette lame, et que le moindre mouvement
pouvait faire glisser, soit en bas, soit en haut; les quatre extrémités de
cette croix étaient garnies chacune d'un bouton, auxquels s'attachaient
autant de courroies, qui supportaient elles-mêmes un bandage en lames
d'acier, moelleusement garnies, et s'adaptant parfaitement à la forme con-
cave du jarret. L'inclinaison du membre pouvait, à volonté, être diminuée
ou augmentée, en fixant les courroies plus haut ou plus bas. Ce membre
ainsi suspendu, tremblait, et l'extension n'aurait pu se faire longtemps
si je n'avais paré à cet inconvénient; je le fis en plaçant le pupître dont
il a été question de manière à soutenir la cuisse à la partie supérieure,
et même le mollet. Ce pupître, par sa forme, pouvait être placé à un degré
d'inclinaison voulue. Au moyen de cette combinaison d'appareils, je parvins
à rendre supportable l'extension, le membre étant fléchi; et, plus tard, le
malade s'en trouva si bien qu'il la préférait à l'extension horizontale.

Les gens de l'art comprendront combien il est difficile d'obtenir sans trop
de fatigue, sans douleur même, l'extension d'un membre dans cette position.
Cependant cette méthode, qui permet le relâchement des principaux muscles, est préférable souvent à l'autre, soit pour le traitement des fractures
du fémur et de son col, soit pour la réduction des luxations. L'exten-

sion chez mon malade, se faisait encore fort peu; mais tout était bien disposé pour l'augmenter graduellement, pour allonger ce membre, qui était encore raide, grêle, contracté, lorsque je fus atteint d'une grave maladie qui ne me permit de visiter la famille B* qu'environ deux mois après.

A ma première visite, je trouvai la hanche ayant encore de l'engorgement, les ordonnances médicales avaient été aussi inexactement suivies, l'extension se réduisait à peu de chose. — Le malade était encore faible. — Je rassurai les parents sur les suites de cette affection, et je me disposai à activer le traitement. — Je m'occupai à modifier quelques parties des appareils, surtout la ceinture, qui ne remplissait pas encore le but que j'en attendais.

Le membre sous l'extension gagnait environ un demi-pouce, quoiqu'il parut presque aussi long que l'autre, apparence qui tenait à l'inclinaison du bassin; aussi je ne prenais les mesures que de la crête iliaque à la malléole externe, — il se raccourcissait de la même quantité quelques instants après la cessation de l'extension.

Il faut dire, une fois pour toutes, que celle-ci ne se faisait que dans le jour, il eût été impossible d'exercer une traction continue, le malade étant hors de ma surveillance.

Vers le mois d'avril de cette même année 1842, j'organisai un appareil d'extension fixé sur un fauteuil à roulettes; — le bassin était contenu dans une ceinture qui en avait tous les contours; à la partie postérieure, vers son milieu, était fixée une bande d'acier sur laquelle glissait une autre bande dont l'extrémité supérieure portait une tige transversalle terminée de chaque côté par des béquilles; cette partie de l'appareil était destinée à soutenir la difformité du rachis, et à fournir un point d'appui aux bras; sur le côté correspondant au membre malade, était placé, de manière à se mouvoir latéralement, un appareil d'extension avec son ressort et sa boîte d'encliquetage. — Je désirais faire sortir M. C. de son lit, et, tout en continuant le traitement, le fortifier, et habituer ce membre aux mouvements.

Mais lorsqu'il fallut le placer sur ce fauteuil, dont j'attendais de bons effets, il était si faible qu'il ne put y rester une demi-d'heure. — Il aurait pu insensiblement s'y habituer, ce que je proposais ; mais je fus obligé d'y renoncer, le malade préférant son lit, où il se trouvait libre et fort à son aise ; les parents eux-mêmes furent de son avis. — Je renonçai donc à faire à cet appareil les améliorations qu'aurait nécessitées son usage.

Je dirigeai toute mon attention sur le traitement interne et externe fait le malade étant sur le lit. — Le chlorure d'or fut repris, d'autres remèdes toniques furent employés en même temps ; on continua régulièrement les frictions ; je recommandai de mettre M. C. de bonne heure à l'extension et de la pousser autant que possible. — J'allai moi-même souvent le voir ; le membre s'allongeait insensiblement, mais il revenait au même point pendant la nuit, où le malade était libre de toute entrave. — Il y avait des jours où l'extension se réduisait à rien, le malade s'opposant, par caprice ou par tout autre motif, à l'emploi de ces moyens. — Cependant il ne souffrait pas. — Il arrivait assez souvent que tout l'incommodait ; je constatai alors que la cuisse se rétractait davantage. — Lorsqu'il était bien disposé tout allait à merveille, rien ne gênait, le membre s'allongeait beaucoup.

J'insiste sur cette circonstance pour démontrer que le bon vouloir, le contentement et la joie épanouissent, pour ainsi dire, les organes, favorisent les extentions qu'on est obligé de faire. De là l'utilité du précepte de détourner l'attention d'un blessé qui est soumis à une opération, soit de réduction, soit de toute autre espèce.

Les appareils avaient besoin d'être réparés ou remplacés, surtout la ceinture et les bandages, ce qui faisait perdre du temps. — L'extension se faisait principalement dans la demi-flexion. Comme le cordon, pour atteindre le grand ressort, passait sur plusieurs poulies, il en résultait une déperdition considérable de forces. Je m'avisai de mettre à la disposition du malade l'appareil à extension du fauteuil, qui, par sa forme, sa disposition, pouvait, être placé sur le lit, à la portée de la main du patient ; — par ce moyen, on se délivrait de la ceinture, qui fixait le bassin ; la contre-extension se faisait avec un sous-cuisse, dont les extrémités s'étaient fixées à la partie supérieure du lit, et par les brassières.

Le malade s'habitua insensiblement à ce nouveau mode d'extension, qui lui laissait plus de liberté, qui permettait d'employer moins de force pour obtenir le même résultat.

Je fus obligé d'aller moi-même surveiller le traitement, surtout l'extension ; elle se fit plus régulièrement et plus longtemps ; la jambe gagnait d'abord un bon pouce ; le soir était le moment où l'allongement était plus considérable ; on faisaient un effort et l'on relâchait insensiblement, car la moindre secousse, une détente subite faisait une impression fâcheuse sur le malade. Le raccourcissement s'opérait pendant la nuit, mais non pas aussi fort.

Je pris mes mesures pour gouverner moi-même d'une main l'extension, de l'autre la cuisse. Je me servais de l'appareil à gouttière dont j'ai parlé, qui était placé de manière que le malade lui-même pouvait le tendre. Je gagnais en longueur de plus en plus ; mais il fallait relâcher l'appareil de temps en temps, par rapport au patiens, de telle sorte que c'était presque à recommencer. — Au reste, j'ai acquis l'expérience, par ce fait, que l'extension ne doit pas être continue ; qu'il faut s'accommoder aux sensations du patient ; relâcher par intervalles pour laisser reposer les muscles et les habituer insensiblement à l'allongement convenable ; en d'autres termes, l'extension doit être intermittente, mais toujours croissante.

M C. avait bon appétit, il dormait bien ; à cette époque, c'était en été, il suait abondamment, quelquefois il avait des hémorrhagies nasales ; les muscles des bras, des épaules s'étaient développés, à cause de l'exercice qu'il faisait pour aider à l'extension, pour prendre ses repas, pour écrire, pour faire de la musique et même pour jouer avec ses amis qui venaient lui tenir compagnie. On avait cessé depuis plusieurs mois le chlorure d'or ; mais on faisait les frictions surtout sur les membres, et l'on suivait un régime analeptique.

A cette époque, je fis moi-même de fortes extensions, et en deux jours j'obtins plus que l'on n'en avait obtenu auparavant. — Comme pendant la nuit il se perdait une partie de ce qu'on avait gagné, je fis construire une ceinture à godet sur le côté et à sous-cuisse, analogue à celle que Dupuytren recommande pour maintenir une luxation congénitale.

C'est un grand inconvénient d'être éloigné d'un malade semblable qu'il aurait fallu avoir constamment sous les yeux et à sa portée. Je trouvai souvent des obstacles, des empêchements qui provenaient de M. C. ou d'autres circonstances. J'étais obligé presque toujours de faire moi-même les arrangements matériels dans la disposition des appareils. — Je m'arrangeai de manière à y s'éjourner de temps en temps. — Et à chaque fois je faisais de fortes extensions qui amenaient des résultats avantageux. — La hanche était parfaitement dégorgée, la distance comprise entre le grand trochanter et la crête iliaque libre de plus en plus.

La ceinture était placée pendant la nuit, mais irrégulièrement ; malgré cela le raccourcissement était moindre. — Je décidai M. C. à faire une extension pendant la nuit ; il ne put la supporter que trois fois. Cependant cela fut utile par l'allongement qui fut obtenu, et qui portait à deux pouces comparativement à l'état primitif.

J'étais souvent auprès de lui, surveillant moi-même et lui aidant. — Il y avait des jours où la cuisse offrait de la résistance. Alors M. C. était mal disposé, et il fallait recommencer les jours suivants. — J'ai observé un fait digne d'attention : on faisait souvent de la musique ; le père est un artiste distingué, la mère est bonne musicienne, et le fils a pour ainsi dire l'instinct musical ; il a appris seul à jouer de plusieurs instruments. — Lorsque celui-ci était occupé à jouer ou suivait la musique qui se faisait, il s'oppérait une détente dans le système musculaire, et l'extension se faisait très-facilement ; elle fut portée quelquefois au-delà des limites ordinaires sans que le malade en ressentît le moindre inconvénient. Dans des cas semblables, comme dans des maladies nerveuses, la musique peut être d'un grand secours comme distraction ou moyen calmant.

Pour le soulager de la fatigue de l'extension horizontale, je le faisais mettre de temps en temps à l'appareil d'extension *fléchie.*

Je suivais activement les progrès qui ne s'opéraient pas d'une manière continue, mais par intervalles. Il arriva un moment où j'obtins presque la longueur normale. L'appareil d'extension, que je gouvernais facilement avec la main, permettait par sa disposition de porter le membre en dehors ou en-dedans ; et je pouvais l'augmenter en soulevant le membre par le jarret. Ces manœuvres furent renouvelées plusieurs fois dans un court espace de temps. Lorsqu'on déliait la jambe, elle perdait très-peu de

9

longueur ; la distance entre la crête iliaque et le sommet du grand trochanter était presque égale à celle de l'autre côté. — Le raccourcissement
augmentait, pendant la nuit, de quelques lignes ; mais après une ma-
nœuvre où je pris des dispositions convenables, et dans laquelle je fus
aidé d'un confrère, la jambe resta au même point pendant quelque temps.
J'obligeai le malade à porter la ceinture à sous-cuisse pendant la nuit ;
— il y eut un raccourcissement de quelques lignes ; les grands trochanters
étaient sur le même niveau, la cuisse, du côté malade, se mouvait assez
facilement ; — je laissai les choses en cet état, recommandant de continuer
l'extension, mais d'une manière très-modérée, et de ne permettre aucun
mouvement de la jambe. Quand je revis M. C., je constatai le même état
de choses : la jambe se raccourcissait toujours de la même quantité, à
peu près cinq lignes, mais elle n'allait pas au-delà ; par l'inspection que
je fis de cette partie, je vis que la cause en était dans l'obliquité plus
prononcée du col du fémur, déterminée par le ramollissement qui a eu lieu
lors de l'inflammation articulaire. — Il était évident pour moi qu'il conser-
verait un peu de claudication. — La santé était bonne ; il passait agréa-
blement son temps ; il éprouvait de plus en plus le besoin de sortir.

C'est à cette époque que le membre, qui s'était déjà développé, acquit
plus de force, plus de volume ; le malade lui-même éprouva plus que
jamais le besoin de marcher. — Mais il était imprudent de le laisser se
livrer à cet exercice sans l'y habituer. — Je fis construire un appareil
dans le but de soutenir le buste, qui devait nécessairement s'affaisser à
cause de l'inertie des muscles, surtout à cause de la grande courbure
dorsale ; — de maintenir en même temps dans sa position normale l'articulation fémorale tout en permettant la liberté du membre. — Cet
appareil, confectionné loin de la résidence du malade, eut besoin de modifications, de telle sorte qu'il se passa deux ou trois mois dans des essais.
Le jeune homme était impatient ; mais en définitive ces délais lui furent
favorables, puisque ce temps, pendant lequel il s'exerça à marcher, lui
fut utile en n'exposant pas subitement ce membre aux pressions du corps.

Je crus devoir lui permettre de sortir en se servant de la ceinture à sous-
cuisse et une canne ; il en profita modérément d'abord ; bientôt je le laissai
libre d'aller et de venir comme avant sa maladie.

Ainsi, M. C. m'a été confié avec un tempérament scrofuleux, une difformité considérable du dos, une inflammation de l'articulation coxo-fémorale droite, s'accompagnant d'atrophie du membre, d'un raccourcissement de plus de deux pouces et demi, faible, chétif ; et à cette époque (mai 1843), où le traitement fut à peu près terminé, son articulation était libre, dégorgée, aussi saine que l'autre. Son membre n'avait plus de différence, par rapport à l'autre, que 4 ou 5 lignes, tenant à un effet de la maladie.—Cette jambe s'était développée, le corps s'était fortifié, la santé était parfaite, et la difformité du dos diminuée par le séjour forcé qu'il avait fait sur le lit. — Le traitement interne modifia heureusement la constitution scrofuleuse, le traitement externe a remédié à l'affection locale. Par ces deux moyens combinés, j'ai conservé, pour ainsi dire, la vie à M. C. et lui ai donné l'usage du membre qui, s'il avait été livré à la nature, serait perclus et impropre aux mouvements qui lui sont dévolus. Au moment où j'écris cette histoire, le membre et la santé générale sont en aussi bon état chez ce jeune homme qu'à l'époque où je cessai de le visiter.

RÉFLEXIONS A PROPOS DE CE FAIT.

Deux ordres de moyens ont été employés chez M. C. : des médicaments et des appareils mécaniques. — Imposés les uns et les autres par la nature de l'affection, le tempérament du malade, et la lésion matérielle, ils ont produit un heureux résultat. Au nombre des premiers, celui qui a eu le plus d'efficacité, c'est l'or aidé d'un régime analeptique et de frictions toniques. Le sujet a toléré ce médicament actif pendant son usage. Deux fois seulement il a fallu le suspendre, — mais il fut repris et continué jusqu'à ce qu'il eût aidé à modifier la constitution scrofuleuse. C'est un agent dont on doit surveiller l'action qui se porte quelquefois sur le cerveau ; — et peut favoriser des congestions chez les individus qui y sont prédisposés. — J'en ai obtenu des guérisons inespérées dans des syphilis constitutionnelles ou anciennes, dont les manifestations avaient résisté à tous les moyens usités contre cette maladie contagieuse. Il m'a réussi surtout dans les affections cancéreuses dont j'ai eu à traiter plusieurs ; l'or à l'intérieur, modifiait la constitution détériorée par le *vice* cancéreux, tandis que les ulcères étaient cicatrisés par des topiques aurifères.

Les appareils d'extension, ainsi qu'on a pu le voir, sont différents de ceux généralement en usage pour la réduction des membres ; ils ont été supportés pendant longtemps sans douleur, sans accident. — Cet avantage provient de la manière dont ils étaient adaptés et confectionnés, mais surtout de l'intermédiaire d'un grand ressort qui rendait l'extension élastique. — L'introduction des ressorts élastiques dans les machines orthopédiques, fit une espèce de révolution dans la térapeutique des difformités ; car, à une force fixe, invariable, à laquelle était soumise les muscles, on avait un moyen qui se prêtait merveilleusement à l'état des parties soumises à l'extension, laissant celles-ci libres dans leur action contractile. — Leur application doit être rationnelle et parfaitement indiquée ; il faut de plus

avoir égard à la susceptibilité des malades qui sont obligés de les supporter ; c'est pour cela qu'une machine à extension ou tout autre servant
aux réductions ne peut être absolument déterminée. — Celles qui sont le
plus en vogue ne réussissent pas dans tous les cas, non par défaut d'ha-
bileté de l'opérateur, mais parce qu'elles doivent être modifiées suivant
beaucoup de circonstances. — Elles font bien plus de mal lorsqu'elles sont
employées à contre-temps. — Le professeur Beaumes raconte un fait d'erreur dans le diagnostic d'une fémoro-coxalgie qui fit employer l'extension
sur un membre sain ; il paraît qu'il avait eu connaissance de plusieurs cas
de ce genre, puisqu'il en parle dans un de ces Mémoires sur la claudication.
— Voici l'abrégé de ce fait :

« Une jeune fille de cinq ans fut atteinte de fémoro-coxalgie ; elle était
scrophuleuse ; quelques embrocations huileuses calmèrent les douleurs,
mais n'empêchèrent pas la maladie de suivre sa marche. Les douleurs
se continuèrent, l'extrémité pelvienne ou inférieure gauche dépassa le
niveau de la droite ; elle s'allongea, et l'enfant était obligée de décrire un
arc de cercle en marchand ; les douleurs parurent diminuer, mais l'im-
potence faisait des progrès. »

Après avoir épuisé les conseils des médecins de Nîmes, les parents se
rendirent à Montpellier, et leur confiance fut dirigée sur un médecin et
un chirurgien dont le haut savoir est incontestable.

« Ces Messieurs, dit Beaumes, adoptèrent une opinion que je n'ai
point partagée, lorsque je fus consulté dans la suite, en mettant en fait
que l'extrémité pelvienne gauche dont se plaignait vivement la petite
malade, n'était plus longue, que parce que l'extrémité pelvienne droite
s'était raccourcie après le décollement de la tête du fémur. D'après cette
opinion la jambe saine était réputée malade, et la jambe malade était réputée saine. »

« L'avis des consultants, fondé sur l'étiologie qu'ils avaient reconnue,
fut remis à un chirurgien de Nîmes, qui réclama contre sa justesse et contre son exécution. On lui réunit un médecin prudent et d'une expérience
consommée. Ce dernier ne trouva aucun inconvénient à suivre la consultation, qui avait été prise à Montpellier, et quoiqu'on soumît à son examen
et à son jugement l'état présent des deux extrémités inférieures ; la position

de la droite, dont le genou et la pointe du pied étaient naturels ; celle de
la gauche, dont le genou et la pointe du pied étaient déformés ; la région
des hanches, dont la gauche était gonflée, profondément douloureuse, tandis que la droite était naturellement arrondie, et était exempte de douleur.... Cependant le médecin insista sur les extensions graduées de l'extrémité pelvienne droite ; l'effet de ces manœuvres, quoique sagement
dirigées, fut tel, qu'on fut contraint d'abandonner un procédé qui n'a-
menait que des souffrances, des cris aigus de la part d'une enfant, dont la
santé s'altérait d'autant plus qu'elle souffrait davantage et de la douleur
morbide de la hanche gauche et de la douleur artificielle de la hanche
droite. »

C'est après ces tentatives infructueuses et malheureuses que Beaumes
fut consulté ; il signala l'erreur qui avait fait suivre une ligne de con-
duite si funeste, dirigea le traitement vers le *vice* scrofuleux qui altérait
la constitution de cette petite malade. — Malgré tous ses efforts, il ne put
prévenir la luxation ; et cette enfant fut estropiée. — Dans un autre cas
du même genre, il guérit une jeune fille d'une fémoro-coxalgie avec allongement, tuméfaction, douleur, etc., par l'emploi des amers, des toniques à l'intérieur, et des sangsues, des ventouses, des embrocations appliquées sur la région affectée (1).

J'ai eu occasion de constater une erreur analogue, qui fit employer un
appareil d'extension à contre-temps. — Une jeune fille, âgée de huit ans,
eut la hanche droite gonflée, douloureuse ; le genou devint le siége
d'une douleur vive ; l'extrémité s'allongea. — Un chirurgien ayant été
consulté, déclara que le siége du mal était au genou ; que c'était probablement un rhumatisme aigu ; que le plus de longueur observé sur ce
membre relativement à l'autre provenait d'une inclinaison du bassin. Il
dirigea le traitement en conséquence de ce diagnostic. Des embrocations,
des sangsues furent conseillées contre les douleurs rhumatismales ; plus
tard, il employa l'eau froide pour modifier cet état. Les premiers moyens

(1) *Annales de Méd. prat.* T. VII, p. 260.

ne furent pas nuisibles, s'ils n'opérèrent pas un heureux effet; mais il
n'en fut pas de même du dernier, qui aggrava la maladie de la hanche; les
parents furent plus sages que le médecin, ils s'en tinrent au repos; —
mais le chirurgien, voulant rendre les membres égaux en longueur, fit
construire un appareil que M. Mayor, de Lausanne, indique pour re-
dresser le bassin. — L'extension était faite sur la jambe saine, tandis que
la contre-extension agissait sur la tubérosité ischiatique du côté malade.
— Cette enfant en fut tellement souffrante, elle pleurait si amèrement,
qu'on fut obligé d'y renoncer. Un médecin expérimenté, qui visitait
presque en même temps cette malade, n'avait approuvé aucun de ces
moyens. — C'est au moment où les parents désespéraient de pouvoir guérir
leur enfant que je fus appelé. — Je reconnus l'existence d'une fémoro-
coxalgie de la hanche droite, à la première période : cette partie était gonflée, douloureuse; le moindre mouvement, imprimé au membre, augmentait la souffrance; le genou, qui était le siége d'une douleur vive apparais-
sant et disparaissant alternativement, n'était pas gonflé; le membre était
plus long que l'autre. La constitution de la malade était lymphatique, la
cause déterminante fut un refroidissement. Je conseillai l'application des
sangsues, des fomentations émollientes, des embrocations opiacées, un
vésicatoire sur la région affectée, le repos absolu, un bon régime, quelques toniques à l'intérieur, et l'or administré dans des tablettes. — Au
bout de trois mois de ce traitement, la hanche s'est dégorgée, les douleurs ont cessé et l'enfant marche sans claudication. — Le vésicatoire
détermina chez cette enfant, dont le système nerveux est très-irritable, une
contraction des muscles fléchisseurs de la cuisse qui céda aux bains, aux
fumigations émollientes, et à l'usage des pommades opiacées.

Ces deux exemples prouvent combien il faut être prudent dans l'usage
des machines, qui deviennent dangereuses si elles ne sont pas indiquées,
ou si elles sont mal appliquées, quoique leur usage doive être très-utile.
— En d'autres termes, il faut en avoir la connaissance complète et l'habitude de les employer lorsqu'il s'agit de traitements d'une certaine durée.
— Elles ont occupé les chirurgiens les plus éclairés, depuis Hippocrate
jusqu'à nous; vers la seconde moitié du dernier siècle, un grand débat

s'établit sur leur utilité et leur usage ; l'abus qu'on en avait fait, les accidents qui en étaient résultés, les fit tomber en si grand discrédit, qu'on les proscrivit dans la réduction des luxations. — Elles eurent néanmoins des défenseurs ardents (1). — Il faut dire que, malgré tous les perfectionnements apportés dans ces machines, elles avaient un grave inconvénient, celui d'employer une force aveugle, fixe, pour étendre des muscles vivants, élastiques, qui souvent résistaient à l'extension, qui, d'autres fois, cédaient au-delà des limites de leur extensibilité. — Au reste, ces débats furent utiles à l'art chirurgical, par l'étude plus rationnelle, plus exacte qu'on fit des luxations et des fractures. — Aujourd'hui, on est bien plus avancé dans cette partie de la chirurgie, quant au diagnostic, quant au traitement ; et, les machines, simplifiées, construites avec une connaissance parfaite de leur but, peuvent être employées avantageusement dans la réduction des luxations, ou de quelques fractures, comme elles le sont dans le traitement des déviations rachidiennes.

(1) Voyez les Tomes XXVII, XXVIII, XXIX, XXXI, du *Journal de Médecine*, et le discours qui précède le *Traité des Maladies des os*, de Ant. Petit. 2 vol. in-12, Paris, 1789.

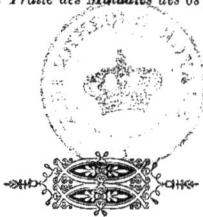

www.ingramcontent.com/pod-product-compliance
Lightning Source LLC
Chambersburg PA
CBHW071253200326
41521CB00009B/1754